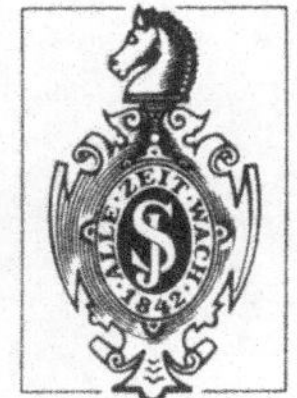

5. Dialyse-Ärzte-Workshop 1978
Bad Kissingen 12.10. – 14. 10. 1978
Pharmakotherapie bei Niereninsuffizienz

5. Dialyse-Ärzte-Workshop 1978
Bad Kissingen 12.10. – 14. 10. 1978
Pharmakotherapie bei Niereninsuffizienz

Pharmakotherapie bei Niereninsuffizienz

Herausgegeben von
A. Heidland und E. Wetzels

Mit Beiträgen von A.D. Blair, J. Bommer, R.E. Cutler,
D. Deppermann, E. Heidbreder, A. Heidland, D. Höffler,
H. Holzgreve, P. Kramer, W. Kreußer, H.W. Leber, H. Oßwald,
K.H. Rahn, E. Ritz, W. Rupp, G. Seyffart, L. Storstein

Mit 45 Abbildungen

Springer-Verlag
Berlin Heidelberg New York 1980

Professor Dr. August Heidland, Leiter der Nephrolog. Abt. der Med. Univ.-Klinik, Luitpold Krankenhaus, Josef-Schneider-Str. 2, D-8700 Würzburg

Professor Dr. Egon Wetzels, Chefarzt der Med. Abt. I des Städt. Krankenhauses Rosenheim, Pettenkoferstr. 10, D-8200 Rosenheim

CIP-Kurztitelaufnahme der Deutschen Bibliothek.
Pharmakotherapie bei Niereninsuffizenz / hrsg. von A. Heidland u. E. Wetzels. Mit Beitr. von Blair, A. ... – Berlin, Heidelberg, New York: Springer, 1980.

ISBN-13: 978-3-540-10101-7   e-ISBN-13: 978-3-642-67676-5
DOI: 10.1007/978-3-642-67676-5

NE: Heidland, August [Hrsg.]; Blair, Andrew [Mitarb.]

Satz: Schreibsatz-Service Weihrauch, Würzburg

2329/3321-543210

Inhaltsverzeichnis

Mitarbeiterverzeichnis

Blair, A.D., M.D.
University of Washington, Harborview Medical Center, Seattle,
Washington, USA

Bommer, J., PD
Medizinische Universitätsklinik, Bergheimer Str. 58,
D-6900 Heidelberg

Cutler, R.E., M.D.
University of Washington, Harborview Medical Center, Seattle,
Washington, USA

Deppermann, D., Dr.
Medizinische Universitätsklinik, Bergheimer Str. 58,
D-6900 Heidelberg

Heidbreder, E., PD
Medizinische Universitätsklinik, Luitpold-Krankenhaus, Josef-
Schneider-Str. 2, D-8700 Würzburg

Heidland, A., Prof. Dr.
Medizinische Universitätsklinik, Luitpold-Krankenhaus, Josef-
Schneider-Str. 2, D-8700 Würzburg

Höffler, D., Prof. Dr.
Medizinische Klinik III, Grafenstr. 9, D-6100 Darmstadt

Holzgreve, H., Prof. Dr.
Medizinische Poliklinik, Universität München, Pettenkoferstr.
8a, D-8000 München

Kramer, P., Prof. Dr.
Medizinische Klinik und Poliklinik der Universität Göttingen,
Robert-Koch-Str. 40, D-3400 Göttingen

Kreußer, W., Dr. Dr.
Medizinische Universitätsklinik, Bergheimer Str. 58,
D-6900 Heidelberg

Leber, H.W., Prof. Dr.
Zentrum Innere Medizin der Justus-Liebig-Universität,
Klinikstr. 36, D-6300 Gießen

Oßwald, H., Prof. Dr.
RWTH Aachen, Abt. Pharmakologie, Melatener Str. 213,
D-5100 Aachen

Rahn, K.H., Prof. Dr.
Department Pharmakologie, Rijksuniversiteit Limburg,
Beeldsnijdersdreef 101, NL-6200 MD Maastricht, Niederlande

Ritz, E., Prof. Dr.
Medizinische Universitätsklinik, Bergheimer Str. 58,
D-6900 Heidelberg

Rupp, W., Dr.
Firma Hoechst AG, Brüningstr. 45, D-6230 Frankfurt 80

Seyffart, G., Dr.
Am Urseler Weg 4, D-6370 Oberursel

Storstein, L., Prof. Dr.
Medical Department B, University Clinic, Rikshospitalet
Pilestredet 32, Oslo, Norwegen

Vorwort

Nebenwirkungen der medikamentösen Therapie werden bei eingeschränkter Nierenfunktion ungleich häufiger als beim Nierengesunden beobachtet. Grund hierfür ist vor allem die nicht ausreichende Kenntnis der bei Niereninsuffizienz veränderten Pharmakokinetik, die eine verlängerte renale Ausscheidung, aber auch Änderungen von Resorption, Biotransformation und Verteilungsvolumen zahlreicher Substanzen umfaßt. Im Stadium der Urämie kann schließlich auch die Wirkstoffrezeptorbeziehung, d.h. die Pharmakodynamik, alteriert sein, woraus eine verstärkte oder abgeschwächte Medikamentenwirkung resultiert.

Renale Funktionsstörungen als Ursache einer veränderten Pharmakokinetik treten nicht nur bei entzündlichen Nierenerkrankungen auf, weitaus häufiger manifestieren sie sich im Gefolge eines langjährigen Hypertonus, im höheren Lebensalter oder aber auch durch operativen oder traumatischen Streß und bei vielen anderen Störungen im Wasser- und Elektrolythaushalt. Hinzu kommt die wachsende Zahl von Kranken mit irreversiblem Nierenversagen, die ihr Leben allein der regelmäßigen Dialysebehandlung verdanken.

Der 5. Dialyseärzte-Workshop, der am 13. und 14. Oktober 1978 in Bad Kissingen stattfand, widmete sich vorwiegend den pharmakotherapeutischen Problemen bei eingeschränkter Nierenfunktion, erörterte aber auch arzneimittelbedingte Schäden der Nieren und die Dialysefähigkeit von Pharmaka, ein Problem, das bei einer Reihe von Intoxikationen aktuell ist.

Die Referate dieses Symposions mit ausländischen Gästen sind hier in Buchform zusammengestellt. Sie sollen damit einem großen Kreis von Ärzten nahezu aller Fachdisziplinen zugänglich gemacht werden.

Unser Dank gilt den Referenten sowie der Firma Travenol GmbH, München, die dieses Symposion ebenso wie die vorangegangenen Dialyseärzte-Symposien in großzügiger Weise ermöglicht hat. Gleichzeitig danken wir dem Springer-Verlag für seine Unterstützung bei der Herstellung des Buches.

A. Heidland
Würzburg

E. Wetzels
Rosenheim

Grundlagen der Pharmakokinetik

unter besonderer Berücksichtigung der renalen Elimination

W. Rupp, Frankfurt

Einleitung

In dieser kurzen Übersicht sollen folgende, für die Anwendung
pharmakokinetischer Verfahren in der Praxis des Nephrologen
wichtigen Bereiche besprochen werden:

1. Modell-unabhängige Variable, das sind Meßgrößen, welche ohne
Bezug auf ein pharmakokinetisches Modell gewonnen werden können
[3, 4, 5].
2. Modell-abhängige Variable, die im Zusammenhang mit einem
Ein- oder Mehr-Kompartimentmodell die Wirkstoff-Konzentrationen
über die Zeit beschreiben [4, 5, 6, 12].
3. Pharmakokinetisch wichtige Komponenten der renalen Ausscheidung von Pharmaka [11, 13].
4. Arzneimitteldosierung bei Niereninsuffizienz [1, 2, 7, 8,
1O, 16, 17].

1. Modell-unabhängige Variable

Der Begriff Pharmakokinetik wurde vor 25 Jahren von Dost [4]
geprägt: "Unter Pharmakokinetik versteht man die Lehre von der
quantitativen Auseinandersetzung zwischen Organismus und
einverleibtem Pharmakon."
   Bereits 1949 erarbeitete der gleiche Autor den Begriff der
totalen Clearance [3]. Es handelt sich hierbei um die Summe
aller Eliminationsvorgänge, die für die Zwecke der Nephrologie
in renale und nicht renale eingeteilt werden können.

$$C_{tot} = C_r + C_{nr}$$
$$C_{nr} = C_{hep} + C_{metab.}$$

(1)

(Meß)variable	Clearance			
Name	renale	nicht renale	hepatische	metabolische
Symbol	C_r	C_{nr}	C_{hep}	$C_{metab.}$
Dimension	ml/min	ml/min	ml/min	ml/min

Jede Variable hat einen Namen, eine Definition und eine
Dimension. Die Dimension der Clearance ist Milliliter pro
Minute:

$$(ml/min) = (ml/min)_r + (ml/min)_{nr}$$

(2)

Ebenfalls von Dost stammt das *Gesetz von den korrespondierenden*

Flächen (Dost's Principle). Es besagt: "Die Fläche unter der
Blutspiegelkurve ist proportional der tatsächlich im Blut
erschienenen Dosis und unabhängig von Art und Geschwindigkeit
der Applikation."

$$AUC = \frac{D}{V_d \cdot K_{el}} \tag{3}$$

Dimension

$$\frac{mg \cdot h}{ml} = \frac{mg}{ml \cdot h^{-1}}$$

(Meß)variable

Name	Dosis	Verteilungs-volumen	Eliminations-konstante
Symbol	D	V_d	K_{el}
Dimension	mg	ml	h^{-1}

Die *A*rea *u*nder the *c*urve (AUC) wird auf einfache und hinreichend genaue Weise nach der Trapezregel bestimmt. Hierzu trägt
man die Serumkonzentrationen (des Wirkstoffes) im linearen
Maßstab linear gegen die Zeit auf und berechnet die Summe der
Trapeze, welche durch jeweils zwei benachbarte Konzentrations-
werte und die dazugehörenden Zeitwerte gebildet werden.

$$1 \text{ Trapez} = \frac{c_1 + c_2}{2} \cdot (t_2 - t_1) \tag{4}$$

$$AUC = \Sigma \frac{(c_n + c_{n+1})}{2} \cdot (t_{n+1} - t_n) \tag{5}$$

Die Fläche hat die Dimension Serumkonzentration mal Zeit, also
z.B.

$$(ng/ml) \cdot h = (ng \cdot h \cdot ml^{-1}) \tag{6}$$

Der Zeitraum, auf den sich die AUC bezieht, muß angegeben
werden, z.B. "O bis 24 h" oder "O bis unendlich". Im letzteren
Fall muß das terminale Dreieck, welches zwischen dem letzten
Meßwert der Serumkonzentrationen und der Null-Linie gebildet
wird, hinzugerechnet werden. Es ist leicht einzusehen, daß die
AUC vom Meßzeitraum und der Nachweisgrenze des verwendeten
ASSAYS wesentlich beeinflußt wird.

In Abbildung 1 [6] sind die Konzentrationsverläufe von
Paraaminohippursäure beim selben Probanden während und nach
intravenöser Gabe von 22,6 mg/kg Körpergewicht dargestellt. Die
Kurven a, b, c sind flächengleich.
Die totale Clearance und die AUC sind die zentralen Begriffe
der modernen Pharmakokinetik:

$$C_{tot} = \frac{Dosis}{AUC} \tag{7}$$

$$\text{Dimension} \quad ml/min = \frac{mg}{mg \cdot min \cdot ml^{-1}}$$

2

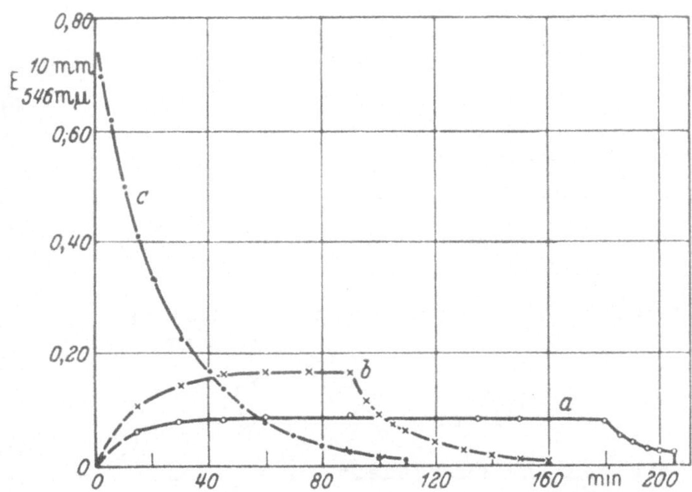

Abb. 1. Konzentrationsverläufe von Paraaminohippursäure beim selben Probanden während und nach intravenöser Gabe von 22,6 mg/kg Körpergewicht, aus [6]; a Dauerinfusion über 180 Minuten; b Dauerinfusion über 90 Minuten; c rasche Einmalinjektion. Sämtliche Kurven sind flächengleich

Variable Name	Totale Clearance	Dosis	Fläche unter der Kurve
Symbol	C_{tot}	D	AUC
Dimension	ml/min	mg	$mg \cdot min \cdot ml^{-1}$

d.h., die totale Clearance ist direkt proportional der Dosis und umgekehrt proportional der Fläche AUC. Ein dritter Grundbegriff ist das (anscheinende = apparent) *Verteilungsvolumen*

$$V_d = \frac{Dosis}{c_O} \qquad (8)$$

Dimension

$$ml = \frac{mg}{mg/ml}$$

Variable Name	Verteilungs-volumen	Dosis	(Fiktive) Anfangskonzentr.
Symbol	V_d	D	c_O
Dimension	ml	mg	mg/ml

Es ist um so größer, je niedriger die (fiktive) Anfangskonzentration c_0 ist.

Bewußt wurde bisher noch nicht von *Halbwertszeit* gesprochen, denn die Halbwertszeit ist *keine* Grundgröße der Pharmakokinetik. Sie hängt nämlich vom Verteilungsvolumen und der totalen

3

Clearance ab

$$t_{1/2\ (el)} = \frac{0,7\ V_d}{C_{tot}}$$

$$(9)$$

Dimension

$$min = \frac{ml}{ml/min}$$

(Meß)variable

Name	Halbwertszeit	Totale Clearance	Verteilungs-volumen
Symbol	$t_{1/2}$	C_{tot}	V_d
Dimension	min	ml/min	ml

Demnach ist die Eliminationshalbwertszeit um so länger, je *größer* das Verteilungsvolumen und je *kleiner* die totale Clearance ist. Nun wird verständlich, warum bei Stoffen, die vorwiegend renal eliminiert werden, die Halbwertszeit bei Niereninsuffizienz länger wird, während bei vorwiegend nicht renal eliminierten Stoffen die Einschränkung der Nierenfunktion eine geringere Rolle spielt.

Nach dem Flächenansatz ergeben sich zwei weitere, praktisch wichtige Beziehungen:

$$F = \frac{AUC\ p.o.}{AUC\ i.v.}$$

$$(10)$$

Dimensionen

$$\frac{mg \cdot min \cdot ml^{-1}}{mg \cdot min \cdot ml^{-1}}$$

Variable

Name	Biolog. verfügbarer Dosisanteil	Fläche unter der Kurve	
		nach p.o-Gabe	nach i.v.-Gabe
Symbol	F	AUC p.o.	AUC i.v.
Dimension	(%)	$mg \cdot min \cdot ml^{-1}$	$mg \cdot min \cdot ml^{-1}$

Die biologische *Verfügbarkeit* eines Arzneimittels, der Dosisanteil F, welcher in den allgemeinen Kreislauf gelangt, berechnet sich aus dem Verhältnis der Flächen nach oraler und intravenöser Gabe.

Schließlich ist eine Voraussage der Serumkonzentrationen bei Mehrfachdosierung leicht zu machen, weil

$$AUC_O^{\infty} = AUC_{ss}\ (\tau)$$

$$(11)$$

(1.Dosis) (n-te Dosis)

Variable

Name	Fläche nach 1 Dosis	Fläche im Dosierungsintervall (τ) bei Kumulationsgleichgewicht
Symbol	AUC_O^{∞}	$AUC_{ss}\ (\tau)$
Dimension	$mg \cdot min \cdot ml^{-1}$	$mg \cdot min \cdot ml^{-1}$

4

d.h., im steady state (Kumulationsgleichgewicht) ist die Fläche
zwischen zwei Dosierungszeitpunkten (τ) genauso groß wie die
Gesamtfläche nach einer Dosis. Die mittlere Serumkonzentration
im steady state beträgt

$$\bar{c}_{ss} = \frac{D}{C_{tot}\ \tau} = \frac{AUC}{\tau} \tag{12}$$

Variable		
Name	Mittlere Serum- konzentration	Dosierungs- intervall
Symbol	$\bar{c}_{ss}$	τ
Dimension	mg/ml	min

Alle bisher erwähnten Gleichungen gelten unabhängig von einem
bestimmten pharmakokinetischen Modell. Ihr Nutzen für die
Praxis ist deshalb offensichtlich.

2. Modell-abhängige Variable

Jeder praktisch tätige Pharmakokinetiker ist eingespannt in die
Polarität mathematischer Purismus - biologische (therapeutische) Relevanz. Für den Arzt, der seine Patienten zu behandeln
hat, kann es - allein schon nach dem Grundsatz der Denkökono-
mie - nur ein therapeutisch sinnvolles Handeln geben:
    In diesem Sinne adäquat ist jenes kinetische Modell, welches
die gewonnenen Meßdaten *am einfachsten* beschreibt.
    Wie geht man in der Praxis vor?
    Man trägt die Serumkonzentrationen (logarithmisch) gegen die
Zeit (linear) auf. Läßt sich der abfallende Teil der Punkte-
schar durch *eine Gerade* ausreichend angleichen, spricht man von
einem *1 Kompartiment-Modell*, mit dem die Pharmakokinetik des
untersuchten Stoffes modellhaft beschrieben werden kann:

$$c(t) = A\ e^{-\alpha t} \tag{13}$$

Dimension

mg/ml = mg/ml

Variable			
Name	Serumkonzentrations- verlauf	Fiktive Anfangskonz.	Eliminationskonst.
Symbol	$c(t)$	$A = c_0$	α
Dimension	mg/ml	mg/ml	min^{-1}

A ist der Abschnitt auf der y-Achse und entspricht demnach der
Serumkonzentration zum Zeitpunkt null (*"fiktive Anfangskonzentration"*). α ist die Eliminationskonstante und stellt ein Maß
für die Neigung der Ausgleichsgeraden dar.
    Zwischen α und Halbwertszeit gilt die Beziehung

$$t_{1/2} = \frac{\ln 2}{\alpha} = \frac{0,7}{\alpha} \tag{14}$$

Dimension

$$\min = \frac{0{,}7}{\min^{-1}}$$

Variable

Name	Eliminations- halbwertszeit	Eliminations- konstante
Symbol	$t_{1/2}$	α
Dimension	min	$\min^{-1}$

Beispiel: *Intravenöse* Bolusinjektion mit monoexponentiellem Abfall der Serumkonzentrations-Zeit-Kurve.

    Benötigt man hingegen *zwei Ausgleichsgeraden* zur Beschreibung der Meßwertpunkteschar, handelt es sich im einfachsten Fall um ein 2-Kompartiment-Modell:

$$c(t) = A \cdot e^{-\alpha t} + B \cdot e^{-\beta t}$$
$$c_0 = A + B \tag{15}$$

Dimension
mg/ml

Variable

Name	Serumkonzen- trationsverlauf	Fiktive Anfangskonz.	Eliminations- konstanten
Symbol	$c(t)$	$A + B = c_0$	α, β
Dimension	mg/ml	mg/ml	$(\min^{-1})$

A und B sind die Abschnitte auf der y-Achse, ihre Summe entspricht der "fiktiven Anfangskonzentration", α ist die Eliminationskonstante für den *raschen* Teil der Elimination, β jener für den *langsamen*. Aus β wird gewöhnlich nach

$$t_{1/2}\ (\beta) = \frac{0{,}7}{\beta} \tag{16}$$

Dimension

$$\min = \frac{0{,}7}{\min^{-1}}$$

Variable

Name	Terminale Elim.- Halbwertszeit	Konstante für langsame Elimination
Symbol	$t_{1/2}\ (\beta)$	β
Dimension	min	$\min^{-1}$

die *"terminale Halbwertszeit"* der Elimination berechnet.

    Es liegt nahe, daß der biologisch-morphologisch eingestellte Arzt versucht, das Modell auf seine Weise zu interpretieren. Dost [3] z.B. spricht von intravasalem und extravasalem Kompartiment, v. Hattingberg [17] entsprechend von Blut und "Gewebe".

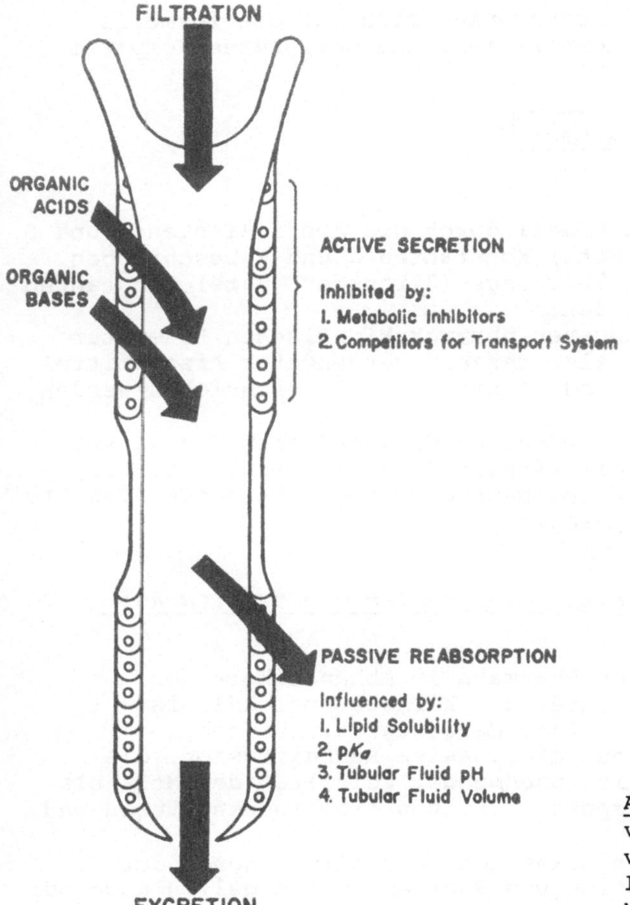

Abb. 2. Renale Elimination von Pharmaka in Abhängigkeit von Lipidlöslichkeit und Polarität des Wirkstoffmoleküls, aus [11]

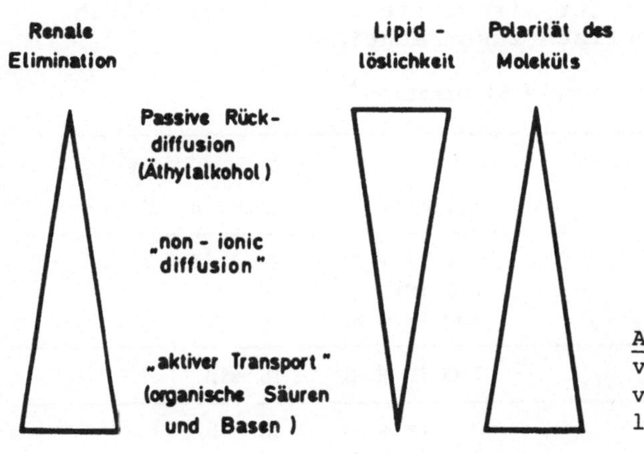

Abb. 3. Renale Elimination von Pharmaka in Abhängigkeit von Lipidlöslichkeit und Polarität des Moleküls, aus [15]

Riegelman et al. [14] beschränken sich auf die formellen
Bezeichnungen zentrales Kompartiment und peripheres Kompartiment.

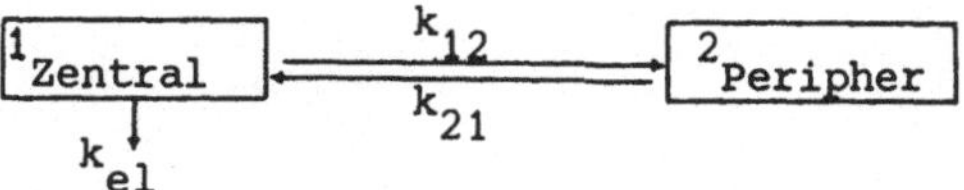

Mathematisch wird dieses Modell durch die Koeffizienten A und B
sowie durch die Hybrid (Rate) Konstanten α und β beschrieben.
Aus letzteren können die Übergangs-("transfer" rate) Konstanten
k_{12} und k_{21} berechnet werden.

Eine Durchsicht der neueren pharmakokinetischen Literatur
zeigt, daß die Kinetik vieler derzeit verwendeter Arzneimittel
mit einem 2-Kompartiment-Modell hinreichend beschrieben werden
kann [17].

Abschließend muß noch erwähnt werden, daß sich die vorste-
henden Ausführungen auf die *lineare* Kinetik oder *Kinetik 1.
Ordnung* beziehen. Für die sogenannte Sättigungskinetik ("nullte
Ordnung") gelten andere Ansätze.

3. *Pharmakokinetisch wichtige Komponenten der renalen Aus-
scheidung von Pharmaka*

Die renale Elimination von Pharmaka in Abhängigkeit von
Lipidlöslichkeit und Polarität des Wirkstoffmoleküls ist
schematisch in Abbildung 2 [15] dargestellt. Bei hoher
Lipidlöslichkeit überwiegen die passive Rückdiffusion, die
"non-ionic diffusion", mit zunehmender Polarität des Moleküls
herrscht der aktive Transport, z.B. von organischen Säuren und
Basen vor.

Die in der Nephrologie bekannten Partialfunktionen der
Niere: Filtration, Sekretion und Rückresorption gelten auch für
die Pharmakokinetik als relevante Einflußvariable. Eine stark
vereinfachte Übersicht gibt Abbildung 3 [11]. Das Ausmaß der
Rolle, die die Teilfunktionen der Niere in der Pharmakokinetik
spielen, ist in Tabelle 1 für Wirkstoffe mit ausschließlich
renaler Elimination synoptisch zusammengefaßt:

Tabelle 1. Pharmakokinetik und renale Elimination[a]

Wirkstoff	Verteilungsvolumen (Liter)	C_r (ml/min)	$t_{1/2}$ (min, h, d)
A	50	1 (F + R)	24 d
B	50	125 (F)	4,67 h
C	50	700 (F + S)	50 min
D	15	700 (F + S)	15 min
E	50 000	1 (F + R)	66 Jahre
F	50 000	700 (F + S)	35 Tage

[a] Gilt für $C_r = C_{tot}$

8

Die Wirkstoffe A, B, C haben ein Verteilungsvolumen von 50
Liter, etwa entsprechend dem Gesamtkörperwasser. Wirkstoff B
wird *nur filtriert* und hat eine Halbwertszeit von 4,67 Std.

Bei Kombination von Filtration und Sekretion (F + S), wie
dies für Wirkstoff C gilt, sinkt die Halbwertszeit auf 50 Min.
Wird ein Wirkstoff, wie z.B. A, filtriert und rückresorbiert
(F + R), verlängert sich die Halbwertszeit der (renalen)
Elimination auf 24 Tage. Bei gleichem Verteilungsvolumen eines
Wirkstoffes können somit durch die unterschiedliche Beteiligung
der Partialfunktionen der Niere Halbwertszeiten in der Dauer
von Minuten und Tagen bewirkt werden. Ist dagegen ein Wirkstoff,
z.B. D, nur im extrazellulären Flüssigkeitsvolumen verteilt und
wird filtriert und sezerniert (F + S), kann die Eliminationshalbwertszeit auf 15 Min verkürzt werden. Das andere Extrem
gilt für Wirkstoffe, welche im Organismus, etwa im Knochen oder
einem anderen Gewebe, abgelagert und konzentriert werden. E und
F sind realistische Beispiele für solche Substanzen, deren
renale Ausscheidung formal eine Halbwertszeit zwischen 35 Tagen
und 66 Jahren aufweisen können.

Aus diesen wenigen, aber instruktiven Beispielen ergibt sich
eine gute Synopsis über die Rolle der Nierenfunktion in der
Pharmakokinetik.

4. Arzneimitteldosierung bei Niereninsuffizienz

Nach Kunin [7] besteht eine Beziehung zwischen Eliminationshalbwertszeit und Kreatininclearance, die Dettli [2] so
formuliert:

$$k = k_{nr} + a \cdot C_{Cr} \tag{17}$$

Dimension

$$min^{-1} = min^{-1} + ml \cdot min^{-1}$$

Variable

Name	Konstanten für Gesamtelim.	Proportionali-tätsfaktor	Kreatinin Clearance
Symbol	k	a	C_{Cr}
Dimension	min^{-1}		ml/min

k ist die Geschwindigkeitskonstante ("rate constant") für die
Gesamtelimination, k_{nr} für die nicht renale Elimination. Der
Proportionalitätsfaktor a verbindet die renale Elimination mit
der Kreatininclearance. Die graphische Darstellung dieser
Gleichung bildet die Grundlage für das *Nomogramm* von Dettli und
Spring. Es lassen sich danach drei Typen von Arzneimitteln
unterscheiden:

Typ A: $k_{nr} = 0$, $a > 0$: Ausschließlich renale Elimination =
ansteigende Gerade durch den Ursprung.

Typ B: $k_{nr} > 0$, $a = 0$: Ausschließlich extrarenale Elimination =
horizontale Gerade mit Schnittpunkt k_{nr}.

Typ C: $k_{nr} > 0$, $a > 0$: Renale plus extrarenale Elimination =
ansteigende Gerade mit Schnittpunkt k_{nr}.

Sind von einem Arzneimittel die mittleren Eliminationskonstanten bei normaler Nierenfunktion (k_n) und bei anurischen Patienten (k_{nr}) bekannt, kann mit Hilfe der Kreatininclearance eines zu behandelnden Patienten seine *individuelle Eliminationskonstante* (k) bestimmt werden.

Andere Typeneinteilungen und Verfahren zur Dosisberechnung stammen z.B. von Höffler [6] und von Tozer [14].

Literatur

1. Czerwinski AW et al. (1974) J Clin Pharmacol 19:560–566
2. Dettli L (1971) Acta Pharmacol Toxicol 29, Suppl. 3, 211–224
3. Dost FH (1949) Klin Wochenschr 27:257–264
4. Dost FH (1953) Der Blutspiegel. Thieme, Leipzig
5. Dost FH (1958) Grundlagen der Pharmakokinetik. Thieme, Stuttgart
6. Gladtke E, Hattingberg M von (1977) Pharmakokinetik, 2. Aufl. Springer, Berlin
7. Hattingberg M von (1975) Arzneim. Forsch. 25, Sonderdruck S 137–160
8. Höffler D (1977) Dosierungsprobleme bei eingeschränkter Nierenleistung. In: Gessler (Hrsg.) Urämie. Aesopus, München
9. Kunin CM (1967) Ann Int Med 67:151–158
10. Löwenthal DT (1978) Clin Pharm Ther 23:606–615
11. Mudge GH (1970) In: Goodman LS, Gilman A (Ed) The pharmacological basis of therapeutics, 4th ed. Macmillan, New York, p 838
12. Rawlings MD et al. (1977) Eur J Clin Pharmacol 11:283–286
13. Reubi F (1972) Arzneim Forsch 22:320–324
14. Riegelman S, LOO JCK, Rowland M (1968) J Pharm Sci 57:117–123
15. Rupp W (1971) In: Heintz R, Holzhütter M (Hrsg) Renale Elimination von Pharmaka. Aachen, S 3–14
16. Rupp W (1975) Arzneim Forsch 25:1148–1152
17. Rupp W (1980) In: Gladtke E (Hrsg) Symposium: "25 Jahre Pharmakokinetik". G. Fischer, Stuttgart
18. Spring P (1975) Int J Clin Pharmacol 11:76–80
19. Tozer TN (1974) J Pharmacokin Biopharm 2:13–28
20. Wagner JG (1975) J Pharmacokin Biopharm 3:457–478
21. Wagner JG (1976) Drug Intelligence Clin Pharmacy 10:179–180

Drug Therapy in Renal Insufficiency and During Dialytic Treatment*

R.E. Cutler, A.D. Blair, Seattle

1. Dosage Modification in Renal Insufficiency

The persistence of a drug in the body following its absorption
depends on factors such as biotransformation, protein binding,
sequestration in various organs in the body compartments and
excretion into bile, feces and urine. The kidney is the
principal organ for termination of drug action via excretion
for many commonly used drugs. If a drug is removed from the
body mainly via renal elimination, then modification of drug
therapy is critical in azotemic patients to insure adequate
treatment without producing toxicity [1-3]. As demonstrated in
the studies of Richet, de Novales and Verroust [4] and Smith,
Seidl and Cluff [5], the incidence of adverse drug reactions
is greater in azotemic patients. Ideally, dosage modification
in azotemic patients would produce plasma concentration peaks
and nadirs which closely mimic those obtained in patients
without renal failure. Such an ideal is rarely obtained.
However, reasonable clinical goals can be obtained, as the
renal elimination of most drugs is closely related to a measure
of glomerular filtration rate (GFR) such as the endogenous
creatinine clearance [3]. In functionally anephric or anuric
patients, drug elimination via non-renal routes and through
dialysis (hemo- or peritoneal) becomes paramount.

The effect of intermittent dialysis on drug therapy adds a
new dimension to the problems of drug administration in renal
disease and almost makes it mandatory for dialysis physicians
to understand the principles of pharmacokinetics. The distribution of a drug in body fluids in dialysis patients is complex
but drugs which are largely excreted by the kidneys can be
adequately analyzed kinetically for clinical purposes by a
single-compartment open model in most instances. In this model,
it is typical for the kinetics of the drug in plasma to display
an exponential disappearance rate (Fig. 1). For the nephro-
logist the plasma clearance (Cl_p) can be considered the sum of
the renal (Cl_r) and non-renal (Cl_{nr}) clearances. Symbolically
this is represented by the following equation:

$$Cl_p = Cl_r + Cl_{nr} \tag{1}$$

* Supported in part by a grant (RR-133) and the CLINFO Computer System (RR-37) from the General Clinical Research Centers Program of the Division of Research Resources, National Institutes of Health, and by the National Institutes of Health-National Institute of Allergy, Metabolic, and Digestive Diseases, Contract NO1-AM-2-2219

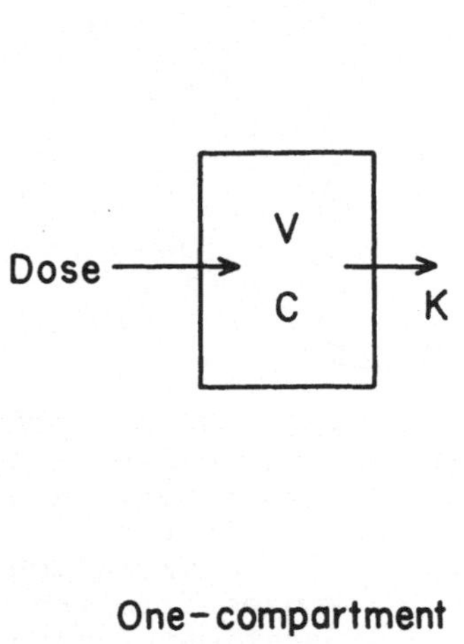

V = apparent volume of drug distribution

C = concentration of drug

K = overall elimination rate constant

<u>Fig. 1.</u> Diagram of a single-compartment open-model

Because renal clearance is proportional to a measure of GFR such as creatinine clearance (Cl_{cr}), then

$$Cl_r = \alpha Cl_{cr} \tag{2}$$

where α is a proportionality constant.
   Substituting the relationship noted in equation 2 into equation 1 gives the following equation:

$$Cl_p = \alpha Cl_{cr} + Cl_{nr} \tag{3}$$

This equation states that the plasma clearance of drugs which have substantially no elimination route except the kidney (that is, $Cl_{nr} = 0$) is highly dependent on the creatinine clearance (GFR). On the other hand, drugs which have large non-renal routes of elimination with only slight renal clearance will not be dependent on the GFR. Of course, most drugs are intermediary between these extremes, having both renal and non-renal routes of elimination. This general classification of drugs was first noted by Wagner and Pernarowski [6] as noted in Figure 2. Group A are highly dependent on renal removal so that the plasma

12

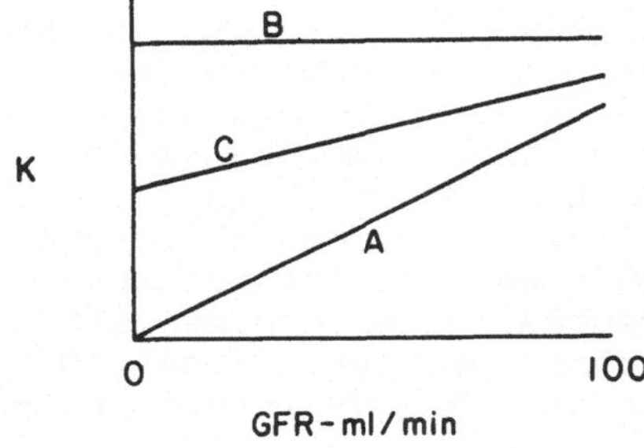

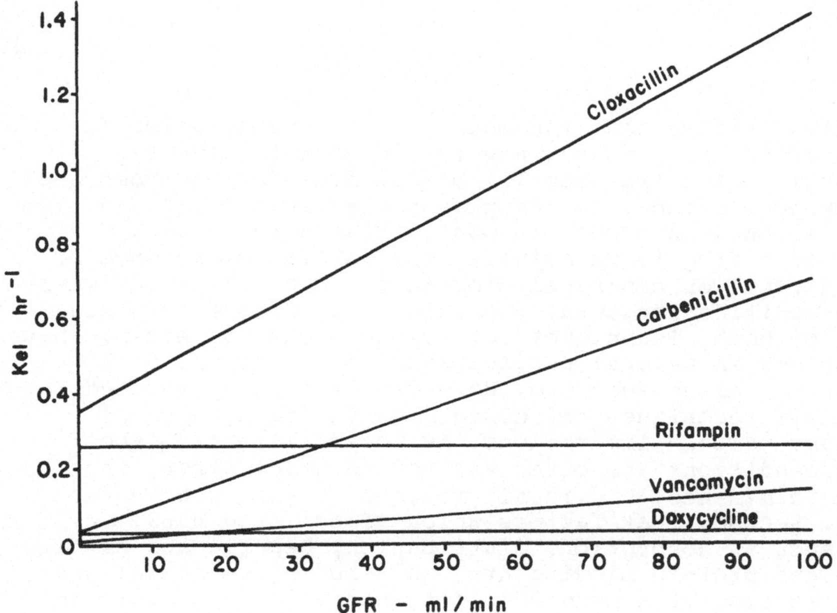

Fig. 2. Classification of drugs into three groups based on the change in the plasma claerance (Cl$_p$) with a decraese in glomerular filtration rate (GFR)

Fig. 3. The change in total elimination rate (K) with reduction in GFR for several antibiotics. The relationship of K to plasma clearance is

$$K = \frac{Cl_p}{V}$$

clearance is markedly influenced by changes in GFR. Group B drugs are largely excreted by non-renal routes so that their clearance is not affected by changes in renal function. Group C drugs have intermediate characteristics. Unless a drug has a low toxic-to-therapeutic index, it is probable that modification of dosage will be desirable in patients with renal insufficiency who are receiving types A and C drugs. Figure 3 illustrates this classification with several commonly prescribed antimicrobial agents. The data demonstrate that elimination

of carbenicillin and vancomycin are highly dependent on the GFR
as drug removal becomes nil in the anephric patient. On the
other hand, drugs such as rifampin and doxycycline are not
dependent for elimination on renal function and no change in
their overall rate of removal from the body occurs with
declining renal function. Most drugs fall in between these two
extremes. Cloxacillin is such an example and illustrates the
significant decrease in the rate of removal which occurs with a
fall in GFR. However, even in the anephric patient, almost 40
percent of the quantity of cloxacillin in the body is eliminated hourly.

Dosage modification in renal insufficiency is based
on concepts noted in the following equation:

$$\overline{C} = \frac{fD}{Cl_p * \tau} \tag{4}$$

This equation states that the mean plasma concentration ($\overline{C}$)
of a drug after the steady state is achieved is directly
proportional to the fraction (f) of the dose (D) absorbed and
indirectly proportional to the plasma clearance (Cl_p) and time
interval (τ) between doses. In most patients the plasma
clearance of a drug is relatively constant in the absence of
changes in renal or non-renal clearance. Thus, the areas where
physician modification usually occurs is with dose or dosage
interval, of both. Techniques for making these adjustments have
been described in several publications [2, 3, 7] and will
not be further discussed here. However, it should be noted
here that all techniques for dosage modification in renal
failure have certain limitations. As Tozer [7] noted, the
following conditions are often assumed to hold. First, that
renal drug clearance is directly related to the creatinine
clearance. Second, that factors which affect drug handling in
the body such as absorption, distribution, hepatic and cardiac
function, and protein binding are unaltered by renal failure.
Third, metabolism of a drug does not change in renal failure
and the metabolites are not active or toxic. Obviously, these
assumptions are not always true. For example, protein binding
is reduced in uremia for many drugs [8] and metabolism may be
greater [9] or smaller [10] than measured in normal subjects.

2. *Dosage Modifications in Dialysis Patients*

In patients being treated for end-stage renal failure, dosage
modification is compounded by the additional route of drug
removal via dialysis. During the days between dialytic
treatment, plasma clearance is represented by equation 1. It is
critical not to forget that *any residual renal* function may
exert a marked effect on the total amount of drug removal
during treatment and should never be considered negligible
except where a patient is truly anephric. However, drug removal
via dialysis ($Cl_{dialysis}$) may be a significant fraction of plasma
clearance and is symbolically represented below:

$$Cl_p = Cl_r + Cl_{nr} + Cl_{dialysis} \tag{5}$$

Thus, drug plasma clearance during dialysis treatment must be considered separately from its clearance during the inter- dialytic interval. Furthermore, as the scheduling and duration of dialysis treatment will be selected on clinical grounds alone, it will be difficult to predict the plasma concentra- tion for the drug without using pharmacokinetic principles. In order to make such predictions, however, it is necessary to have data concerning dialyzer clearances for various drugs. Unfortunately, few studies of quantitative drug removal during dialysis have been done with most commonly used drugs. Studies to date, using dialysis, have usually been done during an over- dose or poisoning and have often given only qualitative rather than quantitative or kinetic information [11]. Studies are be- ginning to be done in this area, but most of the data have been sporadically obtained and are only qualitative or semiquanti- tative. Most reports of dialyzer transport of drugs are based on changes in plasma half-time during dialysis, as compared to a period when the patient is not being dialyzed. Such studies reflect plasma clearance due to any residual renal function, non-renal and dialysis routes of elimination as well. Although residual GFR may be less than 5 ml/min, the elimination of drugs via this route should never be neglected, as the quantitative interval in which the drug is exposed to this

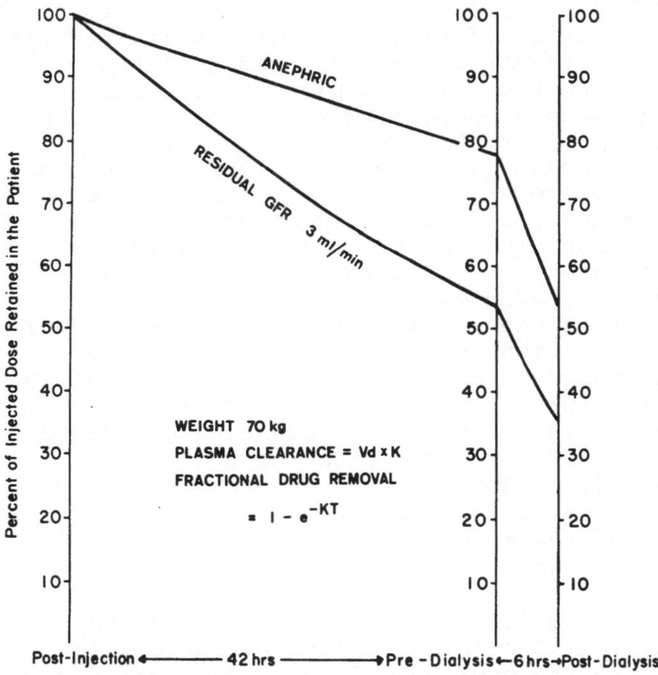

Fig. 4. Residual dose of gentamicin in an anephric patient vs. a patient with a GFR of 3 ml/min, both during the interdialytic and dialysis periods

route of excretion is considerably longer than dialysis and may
remove as much or more of the drug. This is well illustrated in
Figure 4, which contrasts the residual dose of gentamicin which
is present in surgically anephric patients versus a patient
with a residual GFR of 3 ml/min.

The technique of estimating drug removal during dialysis by
comparing changes in plasma half-time during dialysis to that
in the interdialytic interval is possible only if the non-renal
and residual renal clearance remain constant. This has not been
documented in any study to date. In our opinion, a better
technique is to directly measure dialyzer transport and use
this data for kinetic modeling as illustrated in equation 5.
There are several methods of directly measuring dialyzer
clearance. The customary technique in the past has been to
measure drug arterial-venous differences across the hemodialyzer under standard conditions of blood and dialysate flow
based on the relationship noted below:

$$Cl_{Dialyzer} = \frac{Q_B \; (C_{Bi} - C_{Be})}{C_{Bi}} \tag{6}$$

where Q_B is the hemodialyzer blood flow, C_{Bi} represents drug
concentration measured on the blood inlet side of the dialyzer,
C_{Be} = drug concentration on the blood exit side of the
dialyzer. This technique is satisfactory if the value $(C_{Bi}-C_{Be})$
is large with respect to the error in the assay. However, in
many situations, there may be a 5-10% error in the assay which
may be greater than the magnitude of $(C_{Bi}-C_{Be})$. Thus, very
large errors in the estimation of clearance may result. Further
complications are encountered because of the disequilibrium
which may occur between the red cell and plasma [12]. During
the passage of blood through a hemodialyzer, substances may be
trapped within red cells only to be re-equilibrated in the
circulation. Thus, blood collected from the venous effluent of
a dialyzer will be undergoing a gradual re-equilibration of
drug between the plasma and cells. If a plasma assay is used
and these cells are not rapidly separated, the final estimation
for the hemodialyzer clearance will be lower than its true
value. This problem may be obviated if a whole blood assay is
used, however. On the other hand, this problem is minimized by
the dialysate loop method which is illustrated in Figure 5. The
technique has been discussed in detail previously [13], but in
general involved the following. The two reservoirs were
prepared, each of two liters, containing a standard dialysate
solution. The blood simulant was circulated through the
dialyzer for one reservoir at 200 ml/min, using a blood pump.
The dialysate was recirculated through the dialyzer in a
counter current manner at 450 ml/min from another 2-liter
reservoir. Both reservoirs were continuously agitated by
magnetic stirrers.

No additional pressure was applied to either side of the
hemodialyzer membrane. Thus the transmembrane pressure which
developed occurred due to the hydrodynamic characteristics of
the fluid in the blood and dialysate compartments. At the commencement of each experiment, the test drug together with in-

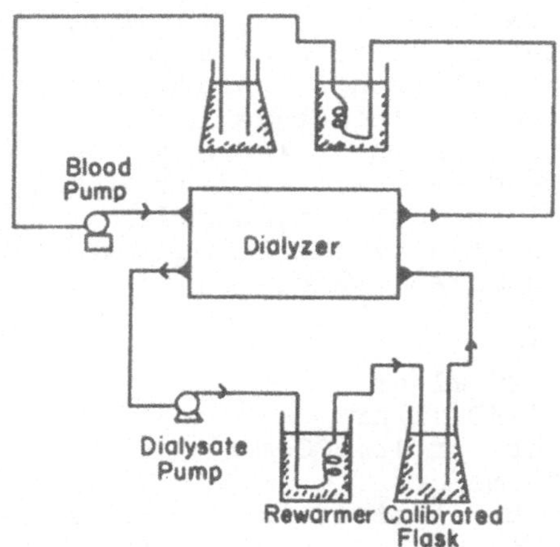

Fig. 5. Schema of in vitro double loop method for measuring dialyzer transport

ternal standards such as ^{169}Yb-DTPA and/or creatinine, was thoroughly mixed in the blood-side reservoir with the blood compartment pump turned off. At zero time, the blood and dialysate compartment pumps were started. Samples from both the blood and dialysate reservoirs were taken at 5-min intervals for 2-5 hours, depending on the drug dialysance. The concentration differences compartments were measured as a function of time. Data analysis difficulties are encountered if significant ultrafiltration occurs, as this adds a convective flux of solute across the dialyzer and/or superimposes a constant rate of dilution of one compartment and concentration of the other compartment. This makes is necessary to use partial differential equations for data analysis and a more complex procedure for curve fitting. However, this was minimized by keeping transmembrane pressure differences low across the dialyzer.

The laboratory closed-loop method has certain advantages and disadvantages when compared with clinical studies done during patient treatment. The advantages include the following:
a) The avoidance of protein-containing solutions. Serum proteins have multiple effects on dialysis. These include solute binding, and absorption to the non-biological interfaces, thus changing the physiochemical properties of these interfaces. By avoiding a protein-containing solution, it is, therefore, possible to undertake repeated studies on the same dialyzer using different drugs without deterioration of performance.
b) An increase in data collection capability. Studies in dialysis patients are significantly hampered by the number of blood samples tolerable. This tends to reduce the number of data points which can be collected per experiment and may significantly degrade the quality of the data.
c) The measurement of mass balance. The presence of a closed system permits repeated verification of the total quantity of drug in the system, facilitating identification of spurious data points.

Currently, we utilize a Dow hollow fiber kidney, model 4,
for all studies. This dialyzer is chosen because of a low
ultrafiltration rate and reproducible clearance measurements.
Dialyzer clearance data which we have obtained thus far in our
laboratory for commonly used drugs are shown in Table 1.

Using the laboratory hemodialysis data which we have
obtained, prediction of drug removal in most patients during
dialysis can be reasonably well predicted by the relationship
shown in equation 5 using gentamicin as an example in an
anephric patient of 70 kg:

Renal clearance = 0
Non-renal clearance = 2 ml/min, or 120 ml/hr
Dialyzer clearance = 24 ml/min, or 1440 ml/hr
Distribution volume = 24% body weight, or 16,800 ml
Plasma clearance = 120 + 1440 = 1560 ml/hr

Thus, the plasma clearance while the patient is on dialysis
is 1560 ml/hr and in the interdialysis period is 120 ml/hr.
Because the kinetics of drug removal from the body during
hemodialysis will usually fit a single exponential function,
the fraction of drug removed from the body at any time, t,
following absorption will be:

$$\text{Fractional of drug removed} = 1 - e^{-(Cl_p/V)(t)}$$

where Cl_p is plasma clearance, V is the distribution volume of
the drug. If a patient receives 6 hours of dialysis, the drug

Table 1. In vitro dialyzer clearance (ml/min) of various drugs by a dow
model 4 HFK[a]

Drug	Clearance	Protein binding
Gentamicin	24 ± 2.3	
Netilmicin	27 ± 4.9	<10%
Kanamycin	25 ± 5.0	<10%
Amikacin	18 ± 2.1	<10%
Tobramycin	27 ± 2.3	<10%
Ethambutol	52 ± 1.5	<10%
Procainamide	65 ± 3.4	<10%
N-Acetylprocainamide	60 ± 1.6	<10%
Flucytosine	113 ± 0.93	<10%
Cimetidine	50[b]	14% plasma 26% whole blood
Cefadroxil	32 ± 6.9	10%
[169]Yb-D.T.P.A.[c]	31 ± 2.8	<10%
Creatinine[c]	106 ± 10.0	<10%

[a] Q_B 200 ml/min; Q_D 450 ml/min

[b] Mean of the two measurements

[c] Used as internal standards to check dialyzer performance

fraction removed during dialysis is

$$\text{Fraction removed} = 1 - e^{-\frac{1560 \text{ ml/hr}}{16,800 \text{ ml}} (6 \text{ hr})}$$

$$= 1 - 0.58$$
$$= 0.42 \text{ or } 42\%$$

In patients receiving dialysis every other day, the fraction of drug eliminated during the 42-hour interdialytic interval is

$$\text{Fraction removed} = 1 - e^{-\frac{120 \text{ ml/hr}}{16,800 \text{ ml}} (42 \text{ hr})}$$

$$= 1 - 0.75$$
$$= 0.25 \text{ or } 25\%$$

If a dose (100%) of gentamicin is given to the above patient at the end of hemodialysis, 25% will be eliminated by renal and non-renal routes, and 75% of the given dose will be present at the commencement of the next dialysis. Following six hours of hemodialysis, 42% of the drug which is present at the start of dialysis (75% of original dose) will have been removed, so that the total amount eliminated from the time of dosing to the end of dialysis is 57% [25% + 32% (42% * 75%) = 57%] of the original dose leaving 43% (100% - 57%) of the original dose in the body. Thus, administration of 55-60% of the original loading dose after each dialysis will restore the amount of drug which was removed during the interdialysis and the hemodialysis intervals.

In order to simplify calculations, we have devised two nomograms which can be used for any drug-dialyzer combinations and for any dialysis schedule [13]. The nomograms are based on a one compartment open model. Using these nomograms and data such as that in Table 2, drug concentration, either on or off

Table 2. Pharmacokinetic parameters for planning drug therapy

Drug	Volume of Distribution (ml/kg body weight)	Non-renal Clearance (ml/min)
Gentamicin	250	2
Netilmicin	250	2
Kanamycin	250	2
Amikacin	250	2
Tobramycin	250	2
Ethambutol	800	90
Procainamide	2000	200
N-Acetylprocainamide	1620	38
Flucytosine	570	2
Cimetidine	870	200
Cefadroxil	250	21

dialysis, can be estimated. However, to simplify the utiliza-
tion of the method, it is advisable to have a standard drug
administration pattern. For example, it has proven useful
clinically to dose immediately after dialysis for drugs which
are significantly removed by dialysis, with additional doses
during the interdialytic interval as deemed necessary. The size
of the dose which should be given must be based on an estimate
of the residual drug in the patient at the time of administration.

The first nomogram (Fig. 6) can be used to predict the
plasma half life of a drug either on of off dialysis. From
patient's body weight, the apparent volume of distribution of a
drug can be estimated using Table II or other literature values.
Using this value, and estimating the plasma clearance from
equation 5 (which may need to include the clearance due to
dialysis), the plasma half-life can be estimated using Figure
6. In some situations, the addition of the dialyzer clearance
to the plasma clearance will not greatly alter the plasma

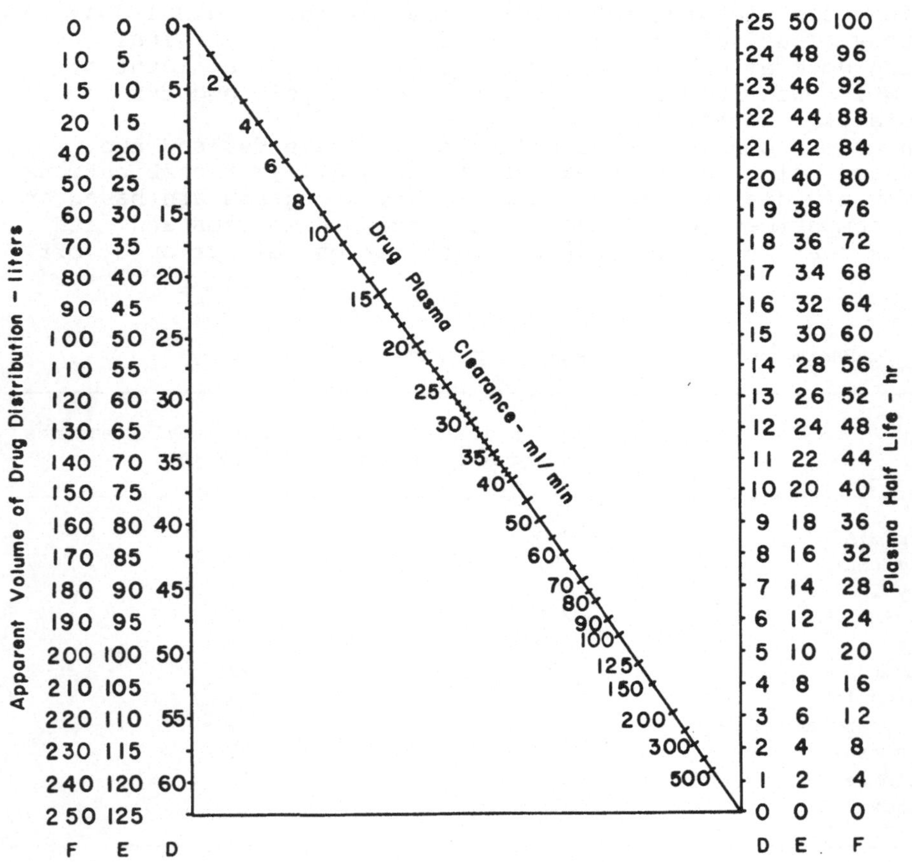

Fig. 6. Nomogram relating drug half-life, volume of distribution, and
plasma clearance (one compartment model)

20

clearance, and thus will not greatly alter the plasma half-
time. In this situation, the effect of dialysis may be
neglected. Table 2 shows clearly that the clearance of certain
aminoglycosides may be increased by a factor of 10 by hemodialysis. However, the plasma clearance of procainamide is
increased only 25% by dialysis. During dialysis, procainamide
half-time in a 70 kg person might be minimally reduced from 7.5
hours to 6 hours. The nomogram in Figure 6 is to be used in
conjunction with the second nomogram (Fig. 7) to predict the
residual concentration of a drug from the plasma half-time and
the time interval after drug administration. The model assumes
that rapid absorption has occurred and thus, is better for
parenteral therapy. However, in patients with slow drug
excretion, all froms of drug administration more closely
approximate this model. On both of these nomograms several
scales have been provided to encompass a wide range of kinetic
parameters. It is noteworthy that the nomograms may be used for
any drug. For this reason, several paired scales have been
included in each nomogram. Scales with similar letters should

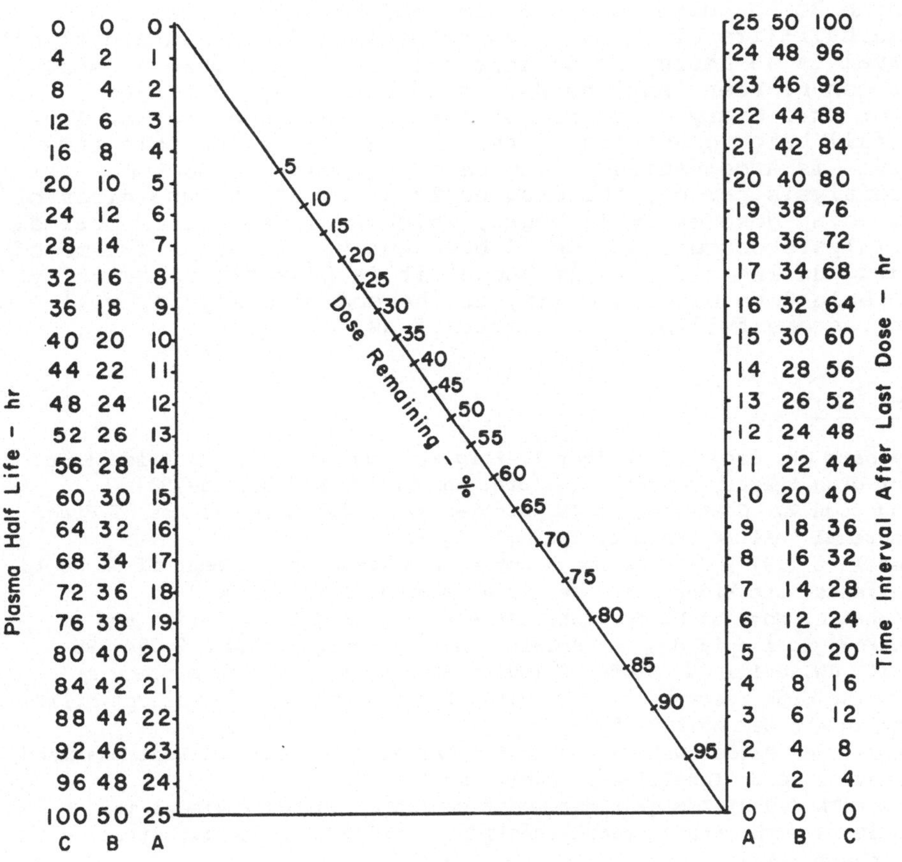

Fig. 7. Nomogram for calculating residual drug concentration from known
drug half-life and elapsed time

21

be used. The use of scales "A" with "B", for example, would
yield erroneous results.

The most practical method to calculate drug therapy is to
consider that an intravenous loading dose of a drug has been
given immediately after dialysis. Using the nomogram in Figure
7 and knowledge of the drug half-time between dialysis, it is
possible to predict the concentration of the drug prior to the
next dialysis. If the drug half-time is considerably shorter
than the interdialysis intervals, then the same nomogram can be
used to select a dosage administration schedule which will
permit several doses to be given so that the blood concentration does not fall below a desired minimum value, and so that a
final dose can be given at the commencement of the next
dialysis. This returns the concentration to its desired
predialysis value and facilitates the computation of the post-
dialysis dose. Thus, in all patients, a pre-dialysis dose and a
post dialysis dose of a drug are planned.

As an example of this technique, consider the administration of ethambutol. For this illustration, we will assume that
its plasma concentration should not fall below 30% of the
initial loading concentration. For an anephric individual
weighing 70 kg, using the data in Table 2 and Figure 6, a
plasma half-life of 7 hours can be estimated. The interdialysis
interval is 48 hours. Using this half life in Figure 7, scale
C, it can be seen that the dosage interval should not be
greater than every 12 hours, or the plasma concentration level
will fall below one-third of the initial value. As this time
interval is a convenient fraction of the desired 48 hour
interdialysis period, the drug could be given as two-thirds of
the loading dose every 12 hours, which would result in optimal
pre-dialysis concentrations. Subsequently, if the half-time of
the drug during dialysis is known, it is possible to calculate
a suitable dose of drug which, at the end of dialysis, will
again restore full blood concentrations.

References

1. Bennett WM, Singer I, Golper T, Feig P, Coggins CJ (1977) Guidelines
   for drug therapy in renal failure. Ann Intern Med 86:754-783   .
2. Anderson RJ, Gambertoglio JG, Schrier RW (1976) Clinical use of drugs
   in renal failure. Thomas, Springfield (Ill)
3. Dettli L (1977) Elimination kinetics and dosage adjustment of drugs in
   patients with kidney disease. Progr Pharmacol vol I, No 4
4. Richet G, Novales El de, Verroust P (1970) Drug intoxication and
   neurological episodes in chronic renal failure. Br Med J 2:394-395
5. Smith JW, Seidl LG, Cluff LE (1966) Studies on the epidemiology of
   adverse drug reactions: V. Clinical factors influencing susceptibility.
   Ann Intern Med 65:629-656
6. Wagner SC, Pernarowski M (1971) Biopharmaceutics and relevant pharmacokinetics. Drug Intelligence Publ, Hamilton (Ill)
7. Tozer TN (1974) Nomogram for modification of dosage regimens in
   patients with chronic renal function impairment. J Pharmacokinet
   Biopharm 2:13-28

8. Reidenberg MM (1977) The binding of drugs to plasma proteins and the interpretation of measurements of plasma concentrations of drugs in patients with poor renal function. Am J Med 62:466-470
9. Simons KJ, Levy RH, Cutler RE, Christopher TG, Lindner A (1975) The pharmacokinetics of procainamide in normal subjects using a specific gas chromatographic assay. Res Commun Chem Pathol Pharm 11:173-185
10. Cutler RE, Blair AD (1978) Pharmacokinetic studies in chronic renal disease and hemodialysis. 11th Annual Contractor's Conference, Artificial Kidney-Chronic Uremia Program, p 97
11. Winchester JF, Gelfand MC, Knepshield JH, Schreiner GE (1977) Dialysis and hemoperfusion of poisons and drugs - update. Trans Am Soc Artif Intern Organs 23:762-842
12. Babb AL, Popovich RP, Farrell PL, Blagg CR (1972) The effect of erythrocyte mass transfer rates on solute clearance measurements during hemodialysis. Proc Eur Dial Transplant Assoc 9:303-321
13. Christopher TG, Blair AD, Forrey AW, Cutler RE (1976) Hemodialyzer clearances of gentamicin, kanamycin, tobramycin, amikacin, ethambutol, procainamide, and flucytosine, with a technique for planning therapy. J Pharmacokinet Biopharm 4:427-441

Arzneimittelstoffwechsel bei chronischer Urämie

H.W. Leber, Gießen

Lipophile Pharmaka können nur nach metabolischer Umwandlung in wasserlöslichere Produkte aus dem Organismus eliminiert werden. Die wichtigsten dabei stattfindenden Abbaureaktionen sind in Tabelle 1 angegeben. Hauptort für den Arzneimittelabbau ist das endoplasmatische Retikulum der Leber, jedoch finden einzelne Reaktionen auch in Niere, Lunge, Darm und andernorts statt.

Im Zusammenhang mit der chronischen Urämie sind hinsichtlich des Arzneimittelabbaus zwei Probleme von Interesse:
a) Die Abbaugeschwindigkeit der verabreichten Substanz, welche die Wirkdauer und über die Plasmakonzentration auch die Wirkstärke bestimmt, sofern die verabreichte Substanz mit der Wirksubstanz identisch ist.
b) Die Kumulation von Arzneimittelmetaboliten.

Da die Abbauprodukte meist hydrophiler sind als die Ursprungsubstanz und damit mehr oder weniger stark renal eliminiert werden, bewirkt die Niereninsuffizienz eine unterschiedlich ausgeprägte Kumulation von Arzneimittelmetaboliten. Für die Pharmakotherapie niereninsuffizienter Patienten ist dies von besonderer Bedeutung, wenn die Metabolite noch pharmakologisch wirksam sind. Die potentielle Kumulation von Arzneimittelmetaboliten macht darüber hinaus bei pharmakokinetischen Untersuchungen an niereninsuffizienten Patienten die Verwendung spezifischer Meßmethoden für die Trennung von Ursprungsubstanz und ihrer Metabolite erforderlich.

Tabelle 1. Enzymatischer Azneimittelabbau im endoplastischen Reticulum der Leber

Phase 1	
Präkonjugationsreaktionen	Konjugationsreaktionen
Oxidation	Glucuronsäure (OH, COOH, NH_2)
mischfunktionelle Oxygenierung	Essigsäure (NH_2)
Alkoholoxidation	Schwefelsäure (NH_2; OH)
Aldehydoxidation	Glycin (COOH)
Aminoxidation	
Reduktion	
Azoreduktion	
Nitroreduktion	
Hydrolyse	
Säureamidase	
Esterase	

Hinsichtlich der Abbaugeschwindigkeit von Arzneimitteln bei Urämie wurden bis vor wenigen Jahren zwei sich im Grunde widersprechende Thesen akzeptiert:
a) Einerseits wurde angenommen, eine gestörte Nierenfunktion beeinflusse nicht den Arzneimittelabbau der Leber. Demzufolge wurden Arzneimittel, welche ausschließlich durch Metabolismus eliminiert werden, bei urämischen Patienten wie bei Nierengesunden dosiert.
b) Andererseits wurde bei gleichzeitig renal und durch Metabolismus eliminierten Pharmaka unterstellt, eine verminderte renale Ausscheidung könne durch einen gesteigerten hepatischen Abbau kompensiert werden, weshalb auch Pharmaka dieser Gruppe bei niereninsuffizienten Patienten in normalen Dosen angewandt wurden.

Heute ist durch Untersuchungen verschiedener Autoren (Übersichten [1-4]) bekannt, daß diese Aussagen nicht allgemein gültig sind, auch wenn sie für einzelne Substanzen zutreffen.

In Tabelle 2 und 3 ist der Einfluß der Urämie auf die Abbaugeschwindigkeit von Substanzen wiedergegeben, deren Pharmakokinetik unter den Bedingungen der Niereninsuffizienz untersucht wurden. Dabei sind die Arzneimittel nach den für sie zutreffenden Abbaumechanismen gegliedert.

Interessanterweise wurden für einzelne Substanzen, z.B. Antipyrin, Phenylbutazon, INH, Morphin von verschiedenen Autoren [1, 5-11] unterschiedliche Ergebnisse hinsichtlich der Abbaugeschwindigkeit bei Urämie festgestellt. Abgesehen vom Problem der adäquaten Meßmethode muß bei der Aufklärung dieser

Tabelle 2. Oxidativer Arzneimittelabbau bei Urämie

Substanz	Elimination bei Urämie	Autor
Diphenylhydantoin	beschleunigt	Letteri 1971
Amobarbital	beschleunigt	Balasubramaniam 1972
Thiopental	verzögert	Dundee 1953
Hexobarbital	verzögert	Richards 1954
Clonidin	verzögert	Fillastre 1973
Cyklophosphamid	verzögert	Bennett 1977
Azathioprin	verzögert	Elion 1968
Pindolol	normal	Ohnhaus 1973
Propanolol	normal	Thompson 1972
Warfarin	normal	Bennett 1977
Meprobamat	normal	Bennett 1977
Chinidin	normal	Kessler 1974
Tolbutamid	normal	Glogner 1968
Aminopyrin	normal	Leber 1972
Antipyrin	normal	Lichter 1973
Antipyrin	beschleunigt	Maddocks 1976
Phenylbutazon	beschleunigt	Held 1977
Phenylbutazon	verzögert	Leber 1972
Morphin	verzögert	Fabre 1972
Morphin	normal	Bennett 1977

Widersprüche berücksichtigt werden, daß die Abbaugeschwindigkeit der Pharmaka von vielen Faktoren (Tabelle 4) beeinflußt
wird, was die Vergleichbarkeit der Kollektive über die
Unterschiede im Ausmaß der Urämie hinaus erschwert.

1. *Substratkonzentration am abbauenden Enzym*

Die Pharmakakonzentration am abbauenden Enzymsystem wird im
wesentlichen beeinflußt von der Verteilung des betreffenden
Arzneimittels sowie von der Leberdurchblutung. Letzeres soll
nicht näher erörtert werden, da einerseits bisher kaum Informationen über Änderungen der Leberdurchblutung bei Urämie
vorliegen, andererseits die Leberdurchblutung lediglich die
Abbaugeschwindigkeit von Pharmaka mit kurzer Halbwertszeit
beeinflußt [12].

Tabelle 3. Einfluß der Urämie auf Hydrolyse und Konjugation von Arzneimitteln

Substanz	Metabolismus	Elimination bei Urämie	Autor
Sulfisoxazol	Konjugation	verzögert	Reidenberg 1969
Sulfamethoxazol	Konjugation	verzögert	Baethke 1972
α-Methyl-DOPA	Konjugation	verzögert	Myrhe 1972
PAS	Konjugation	verzögert	Ogg 1968
Salicylat	Konjugation	normal	Lowenthal 1974
Cloramphenicol	Konjugation	normal	Kunin 1959
Indometacin	Konjugation	normal	Traeger 1972
Procainamid	Konjugation	verzögert	Gibson 1977
INH	Konjugation	verzögert	Dettli 1971
INH	Konjugation	verzögert	Fabre 1972
INH	Konjugation	normal	Jungbluth 1970
Procain	Hydrolyse	verzögert	Reidenberg 1971
Atropin	Hydrolyse	normal	Bennett 1977

Tabelle 4. Faktoren, welche die Abbaugeschwindigkeit von Pharmake beein-
flussen

1. Substratkonzentration am abbauenden Enzym
   a) Leberdurchblutung (bei kurzer Halbwertszeit)
   b) Verteilung im Organismus (Eiweißbindung)
2. Konzentration von Cofaktoren
   NADPH
   Glukuronsäure u.a.
3. Enzymmenge
4. spezifische Enzymaktivität (Umsatz/mg. Protein)

Die Verteilung von Arzneimitteln wird u.a. bei Änderungen
der Eiweißbindung dieser Substanzen erheblich beeinflußt. Es ·
ist seit längerem bekannt, daß bei Urämie die Eiweißbindung
zahlreicher Substanzen vermindert ist (Tabelle 5) [13-17].

Die Abnahme der Eiweißbindung hat einerseits eine Zunahme
der Wirkstärke zur Folge, weil die Konzentration der frei
gelösten Substanz im Plasma ansteigt. Andererseits bewirkt dies
auch eine verkürzte Wirkdauer, weil die Substratkonzentration
am abbauenden Enzym ansteigt und/oder die renale Elimination
zunimmt. Letztlich stellt sich bei Abnahme der Eiweißbindung
ein neues Gleichgewicht ein, bei dem die Gesamtkonzentration
der betreffenden Substanz im Plasma vermindert wurde, die
Konzentration der frei gelösten Substanz relativ erhöht ist,
absolut gesehen jedoch konstant bleibt. In einem solchen Fall
ist nicht die Gesamtkonzentration im Serum, sondern die
Konzentration der frei gelösten Substanz maßgebend für
eventuelle Dosisänderungen. Deshalb sollte neben der Gesamtkonzentration stets auch das Ausmaß der Proteinbindung gemessen
werden. Bei Niereninsuffizienz stellt sich das geschilderte
Gleichgewicht häufig nicht ein, weil die kompensatorische
Steigerung der Ausscheidung gestört ist.

Als Ursachen für die Herabsetzung der Eiweißbindung von Arzneimitteln bei Urämie werden heute im wesentlichen zwei
Faktoren angesehen:
a) Konfigurationsänderung des Albuminmoleküls mit Abnahme der
Bindungsstellen.
b) Kompetitive Verdrängung der Substanzen aus der Eiweißbindung
entweder infolge der Retention endogener Stoffwechselmetabolite
oder als Folge der Kumulation von Arzneimittelmetaboliten, die
bei höherer Konzentration trotz der geringeren Eiweißbindung
die Ursprungsubstanz aus der Bindungsstelle verdrängen können.

In diesem Zusammenhang muß daran erinnert werden, daß
zahlreiche Medikamente auch bei normaler Nierenfunktion die
Eiweißbindung anderer gleichzeitig verabreichter Pharmaka durch
Verdrängung vermindern (Tabelle 6).

2. *Konzentration von Kofaktoren*

Rein theoretisch kann die Abbaugeschwindigkeit von Arzneimitteln auch durch einen Mangel an Kofaktoren behindert werden,
z.B. Mangel an NADPH für die mischfunktionelle Oxygenierung
oder Mangel an Glucuronsäure. Einzelheiten hierzu unter den Be-

Tabelle 5. Verminderte Eiweißbindung bei Urämie z.B.

Clofibrat	Warfarin
Digitoxin	Salycilsäure
Diphenylhydantoin	Acetylsalicylsäure
Sulfonamide	Phenylbutazon
Thiopental	Tolbutamid
Diazoxid	Glykodiazin
Furosemid	Chinidin

Tabelle 6. Verdrängung von Arzneimitteln aus der Eiweißbindung durch
Pharmaka

Verdrängende Substanzen:

Phenylbutazon	Indometacin
Oxyphenylbutazon	Chloralhydrat
Etacrynsäure	Nalidixinsäure
Diazoxid	Sulfonamide
Clofibrat	

Zu beachten bei gleichzeitiger Therapie mit:

Cumarinderivaten	Sulfonylharnstoffen
Diphenylhydantoin	Phenylbutazon
Digitoxin	

---

dingungen der Urämie sind nicht bekannt. Es wurde jedoch nachgewiesen, daß z.B. im Hungerzustand die Aktivität der misch-
funktionellen Oxygenierung alleine durch die NADPH-Konzentra-
tion limitiert wird [18].

3. Enzymmenge und spezifische Enzymaktivität

Eigene tierexperimentelle Untersuchungen am Modell der subtotal
nephrektomierten Ratte haben gezeigt, daß bei akuter und chronischer Urämie sowohl die für den Arzneimittelabbau relevante
mikrosomale Proteinmenge der Leber als auch die pro mg Protein
gemessene spezifische Enzymaktivität der verschiedenen Abbau-
wege signifikant abnimmt [19-22]. Lediglich hinsichtlich der
Glucuronidierung einzelner Fremdsubstanzen ergaben sich hiervon
abweichende Befunde [23].
   Ob diese Aussagen allerdings auch für den urämischen
Patienten gültig sind, bedarf noch der Klärung.
   Es ist gesichert, daß Enzymmenge und -aktivität auch bei
demselben Patienten keine konstanten Größen sind, sondern
Schwankungen unterworfen sein können, je nachdem ob das
arzneimittelabbauende Enzym induzierenden oder aktivitäts-
hemmenden Einflüssen ausgesetzt ist.

3.1 Enzyminduktion

Inzwischen sind über 300 Substanzen bekannt, welche das arzneimittelabbauende Enzymsystem induzieren [24]. Es steht fest, daß
die Urämie selbst keine Induktion mikrosomaler Enzyme verursacht [25]. Andererseits konnte in eigenen tierexperimentellen Studien nachgewiesen werden, daß auch bei Urämie die
Induktionsfähigkeit des endoplasmatischen Retikulums erhalten
bleibt [26].
   Im Prinzip gilt dies auch für urämische Patienten, wie von
Maddocks [6] und Lichter [5] nachgewiesen wurde.
   Neuere eigene Befunde weisen darauf hin, daß bestimmte, un-
freiwillig inkorporierte Substanzen zwar bei Niereninsuffizienz

Tabelle 7. 200 mg DEHP/Kg KG x d während 14 d nach subtotaler Nephrektomie bzw. Scheinnephrektomie. DEHP wurde in Olivenöl gelöst verabreicht. Kontrolltiere erhielten äquivalente Mengen Olivenöl. Signifikanz: p 0.01: a gegen b, c gegen d, c gegen b, c gegen a, b gegen d

| | Urämie | | Kontrollen | |
	DEHP $n = 12$	Olivenöl $n = 12$	DEHP $n = 12$	Olivenöl $n = 12$
Harnstoff (mmol/l)	$25,7 \pm 4,5^a$	$25,0 \pm 3,5^a$	$7 \pm 1,2^b$	$6,3 \pm 1^b$
Kreatinin (mmol/l)	$0,13 \pm 0,03^a$	$0,13 \pm 0,03^a$	$0,06 \pm 0,01^b$	$0,6 \pm 0,01^b$
Anfangsgewicht (g)	156 ± 10	161 ± 10	160 ± 10	157 ± 11
Endgewicht (g)	179 ± 14^a	195 ± 15^b	211 ± 17^d	239 ± 22^c
Leberfeuchtgewicht (g)	$8,8 \pm 1,3^a$	$5,7 \pm 0,7^b$	$9,8 \pm 1,2^d$	$10,1 \pm 1,1^d$
Aminopyrin	$1,1 \pm 0,12^a$	$0,5 \pm 0,06^b$	$1,1 \pm 0,15^a$	$1,05 \pm 0,10^a$
p-Nitrophenylacetat	120 ± 10^a	72 ± 8^b	122 ± 12^a	122 ± 11^a

Tabelle 8. Hemmung des Arzneimittelabbaus durch gleichzeitig verabreichte Pharmaka

Hemmende Substanzen:
z.B. Phenylbutazon   INH
    Oxyphenylbutazon   Chinidin
    Cumarine   Allopurinol
    Chloramphenicol   Nortriptylin
    PAS

Zu beachten bei Therapie mit:
z.B. Sulfanylharnstoffen
    Diphenylhydantoin
    Cumarinderivaten

eine Induktion arzneimittelabbauender Enzyme bewirken, nicht
aber bei normaler Nierenfunktion.

So wurde bei toxikologischen Untersuchungen mit aus PVC-
Schläuchen freigesetzten Weichmachern festgestellt, daß DEHP
(Diethylhexylphthalat) bei niereninsuffizienten Ratten eine
Induktion arzneimittelabbauender Enzyme und eine Leberver-
größerung bewirkt, nicht aber bei scheinnephrektomierten
Kontrolltieren, die mit den gleichen DEHP-Dosen (200 mg/kg
täglich während 14 Tagen) behandelt wurden) [25] (Tabelle 7).

Aus diesem Befunden ergibt sich, daß aus einem fehlen-
den Induktionseffekt bei Normaltieren oder -personen
nicht geschlossen werden darf, daß auch bei Niereninsuffizienz
keine Induktion eintritt. Vielmehr müssen entsprechende
Untersuchungen auch bei Niereninsuffizienz durchgeführt werden.

Bisher ist ungeklärt, ob DEHP bei Menschen eine Enzyminduktion bewirkt. Immerhin konnte Meergaard [27] Leberveränderungen
nach DEHP bei urämischen Patienten feststellen. Falls ein
solcher Effekt nachweisbar wäre - entsprechende Untersuchungen
sind im Gange - , könnte er teilweise die unterschiedlichen
Befunde hinsichtlich der Abbaugeschwindigkeit von Arzneimitteln
bei Urämie erklären, denn zumindest zwei Befunde sprechen
dafür, daß die Dialyse den Arzneimittelabbau beeinflußt:
a) Fine wies nach, daß bei den gleichen Patienten die Acetylie-
rung von Sulfonamiden nach Beginn der Dialysebehandlung signifikant schneller verläuft als im prädialytischen Stadium [28].
b) In eigenen Untersuchungen an urämischen nicht dialysierten
Patienten wurde eine verzögerte Metabolisierung von Phenylbutazon festgestellt [8].

Held et al. [7] fanden dagegen die Dialysepatienten eine
Beschleunigung des Phenylbutazonabbaus.

Ob die Beschleunigung des Arzneimittelabbaus nach Einleitung
der Dialysebehandlung Folge einer Verbesserung des Allgemein-
zustandes dieser Patienten ist oder durch einen Induktionseffekt, z.B. durch Weichmacherinkorporation, hervorgerufen
wird, bedarf noch der Aufklärung.

3.2 Hemmung des Arzneimittelabbaus (Tabelle 8)

Urämische Patienten werden meist mit einer Vielzahl von
Medikamenten behandelt. Dabei ist zu bedenken, daß einige
Medikamente den Abbau anderer gleichzeitg verabreichter
Medikamente hemmen. Die wichtigsten Zusammenhänge sind in
Tabelle 8 wiedergegeben. Dies ist von klinischer Relevanz bei
der Anwendung von Medikamenten mit enger therapeutischer
Breite.

4. Aktive Metabolite (Tabelle 9)

Wie eingangs erwähnt, kumulieren renal eliminierte Arznei-
mittelmetabolite bei Niereninsuffizienz. Dies ist von klinischer Bedeutung, wenn die Metabolite noch pharmakologisch
wirksam sind, weil dann trotz normaler oder beschleunigter
Abbaugeschwindigkeit eine Wirkungsverlängerung und -verstärkung
eintreten.

Tabelle 9. Umwandlung von Pharmaka zu pharmakologisch aktiven Metaboliten

Substanz	Metabolit
Allopurinol	Alloxanthin
Phenacetin	p-Hydroxyacetanilid
Phenylbutazon	p-Hydroxyphenylbutazon
Propranolol	p-Hydroxypropranolol
Azathioprin	6-Mercaptopurin
Cyclophosphamid	4-Ketocyclophosphamid
Clofibrat	Clofibrinsäure
Procainamid	N-Acetylprocainamid

Aber auch bei fehlender pharmakologischer Wirkung der
Metabolite kann die Kumulation klinische Auswirkungen haben,
sei es durch Verdrängung von Arzneimitteln aus der Eiweißbindung oder im Hinblick auf die Frequenz des Auftretens von
Nebenwirkungen.

5. Schlußfolgerungen

a) Bei Urämie ist der Abbau verschiedener Arzneimittel in der
Leber verändert. Andere Substanzen werden mit normaler
Geschwindigkeit metabolisiert, einige wenige werden schneller
eliminiert.
b) Eine verminderte renale Elimination wird manchmal, aber
nicht immer durch einen gesteigerten Abbau in der Leber
kompensiert.
c) Die Abbaugeschwindigkeit kann auch bei demselben Patienten
großen Schwankungen unterworfen sein, wenn gleichzeitig Medikamente verabreicht werden, die andere Pharmaka aus der Eiweißbindung drängen oder arzneimittelabbauende Enzyme induzieren
oder hemmen. Dies spielt sicher nur eine Rolle bei Medikamenten
mit enger therapeutischer Breite, wirkt sich dann aber leicht
deletär aus.
d) Es gibt sicher eine Reihe von Substanzen, die aufgrund einer
Kumulation bei Niereninsuffizienz induzieren, ohne daß
entsprechende Effekte bei Nierengesunden auftreten.
e) Bei Niereninsuffizienz muß der Rolle der Metabolite, ob
pharmakologisch aktiv oder inaktiv, mehr Beachtung geschenkt
werden.
f) Abweichend von der früheren These, bei urämischen Patienten
möglichst Medikamente zu verwenden, die durch Metabolismus
eliminiert werden, sollten meines Erachtens bei Niereninsuffizienz möglichst Medikamente verabreicht werden, die weitgehend
in unveränderter Form renal eliminiert werden. Dann muß zwar
auf die Kumulationsgefahr geachtet werden. Diese kann jedoch
durch Dosisreduktion verhindert werden. Es entfällt die nur
teilweise bekannte Rolle der beim Arzneimittelabbau entstehenden Metabolite.

Literatur

1. Bennett WM, Singer I, Golper T, Feig P, Coggins C (1977) Ann Int Med 86:754
2. Reidenberg MM (1975) Clin Nephrol 4:83
3. Leber HW (1976) Med Klin 71:1321
4. Reidenberg MM (1977) Am J Med 62:482
5. Lichter M, Black M, Arias JM (1973) J Pharmacol Exp Ther 187:612
6. Maddocks IL (1976) Proc Europ Dialys, Transpl Ass 13:624
7. Held H, Enderle C (1976) Clin Nephrol 6:388
8. Leber HW, Harders A, Schütterle G (1972) Klin Wochenschr 50:1092
9. Jungbluth H (1970) Habilitationsschrift, Frankfurt (M)
10. Fabre J (1972) Schweiz Med Wochenschr 102:251
11. Dettli L, Spring S, Ryter S (1971) Acta Pharmacol (Kbh) 29 Suppl. 3:211
12. Gillette JR (1971) Ann N Y Acad Sci 179:43
13. Reidenberg MM, Odar-Cederlof J, Bahr C von, Borga OK, Sjöquist F (1971) N Engl J Med 285:264
14. Reidenberg MM, Affrime M (1973) Ann N Y Acad Sci 226:115
15. Andreasen F, Jullobsen P (1974) Acta Pharmacol Toxicol 34:49
16. Ehrnebo M, Odar-Lederlöf J (1975) Eur J Clin Pharmacol 8:445
17. Kramer P, Köthe E, Saul J, Scheler F (1974) Eur J Clin Invest 4:53
18. Thurman RG, Scholz R (1969) The Pharmacologist 11:260
19. Leber HW (1973) Habilitationsschrift, Giessen
20. Leber HW, Schütterle G (1972) Kidney Int 2:152
21. Leber HW, Streitzig P, Kayser M, Schütterle G (1971) Klin Wochenschr 49:944
22. Leber HW (1972) Z Klin Chem Klin Biochem 10:543
23. Leber HW, Gleumes L, Schütterle G (1973) Verh Dtsch Ges Inn Med 79:711
24. Conney AH (1967) Pharmacol Rev 19:317
25. Leber HW, Gleumes L, Schütterle G (1978) Kidney Int 13 Suppl 8:44
26. Leber HW, Streitzig P, Kayser M, Schütterle G (1971) Verh Dtsch Ges Nephrol S 75
27. Meergaard H, Nielsen B, Faubry V, Christensen DH, Nielsen OF (1971) Scand J Urol Nephrol 5:141
28. Fine A, Summer D (1974) Proc Eur Dialysis Transpl Ass Abstr p 20
29. Letteri JW, Mellk H, Louis S, Kutt H, Durante P, Glazko A (1971) N Engl J Med 285:648
30. Balasubramaniam K, Mawer GE, Pohl JEF, Simons PIG (1972) Br J Pharmacol 45:360
31. Mundel JW, Richards RK (1954) Anesthoisology 15:333
32. Richards RK, Raylor JD, Kueter KE (1953) J Pharmacol Exp Ther 108:461
33. Fillastre JP, Dubois D, Brunelle P (1973) In: Zanetti A, Enrico M (ed) Modern aspects in the treatment of hypertension. Boehringer, Ingelheim p 81
34. Elion GB, Ts'ai-Fan Yü (1968) Am J Med 45:69
35. Ohnhaus EE (1973) Br J Pharmacol 47:620
36. Thompson FD, Joekes AM, Foulkes DM (1972) Br Med J 2:434
37. Kessler KM, Lowenthal DT, Gibson T, Warner H, Reidenberg MM (1974) N Engl J Med 290:706
38. Glogner P, Lange H, Pfab R (1968) Med Welt (N F) 19:2876
39. Reidenberg MM, Klosterbauer H, Adams WP (1969) Metabolism 18:209
40. Baethke B, Golde G, Gabl G (1972) Eur J Clin Pharmacol 4:233
41. Myrhe E, Stenbaek Ö, Hansen T (1972) Scand J Clin Lab Med 29:195
42. Ogg CS, Toseland PA, Cameron JS (1968) Br Med J 2:283

43. Lowenthal DT, Briggs WA, Levy G (1974) J Clin Invest 54:1221
44. Kunin CM, Glazko AJ, Finland M (1959) J Clin Invest 38:1498
45. Traeger A, Stein G, Kunze M, Zaumseil J (1972) Int J Clin Pharmacol 63:237
46. Gibson TG, Atkinson AJ jr, Matusik E, Nelson LE, Briggs WA (1977) Kidney Int 12:422

Antibiotikatherapie bei Niereninsuffizienz – eine kurz gefaßte Übersicht

D. Höffler, Darmstadt

Die Mehrzahl der antibakteriell wirksamen Substanzen wird renal
ausgeschieden. Daher muß bei der Dosierung die Nierenfunktion
berücksichtigt werden. Da aber Infektionen bei Niereninsuffizienz oft lebensbedrohlich sind, ist eine hohe Dosierung
erforderlich. Diese muß toxische Grenzen berücksichtigen, die
auch den Penicillinen gezogen sind. Es sind somit Dosierungsrichtlinien erforderlich, die einerseits ausreichende Konzentrationen und eine "Sicherheitszone" garantieren, andererseits
toxische Wirkungen zuverlässig vermeiden. Eine solche ideale
Therapie stößt jedoch in der Praxis auf große Schwierigkeiten,
weil im Einzelfall weder über das Spiegelverhalten noch über
toxische Grenzen noch über die minimalen Hemmkonzentrationen
des betreffenden Erregers hinreichende Informationen vorliegen.
Folglich können nur Annäherungen an eine solche "optimale"
Therapie erwartet werden.

Für praktische Zwecke ist eine Einteilung der antibakteriell
wirksamen Substanzen in drei Gruppen von Vorteil (Tabelle 1).
Die klassischen Tetracycline und das Trimethoprim-Sulfamethoxa-
zol passen nicht in diese Einteilung und müssen gesondert
betrachtet werden.

Die Antibiotika der Gruppe 1, deren antibakteriell aktive
Form renal ausgeschieden wird, muß reduziert dosiert werden
(siehe folgende Tabellen). Wird eine solche Dosisreduktion
nicht beachtet, kommt es zu toxischen Erscheinungen. Diese sind
bei den Penicillinen und Cephalosporinen zentral-nervöser Natur
(zerebrale Krämpfe, neuromuskuläre Übererregbarkeit, Reflex-
steigerungen, Koma). Mit diesen Nebenwirkungen ist um so mehr
zu rechnen, je stärker lipoidlöslich die Substanz ist, d.h.
Dicloxacillin beispielsweise ist wesentlich stärker neuro-
toxisch als Ampicillin. Bei Aminoglykosiden sind vor allem

Tabelle 1. Gruppeneinteilung der Antibiotika

Gruppe 1	Gruppe 2	Gruppe 3
wirksame Plasmaspiegel, hohe Harnspiegel	geringe Plasmaspiegel, hohe Harnspiegel	wirksame Plasmaspiegel, niedrige Harnspiegel
Penicillin G und alle halbsynthetischen Penicilline, Cephalo-sporine, Aminoglykoside	Nalidixinsäure, Nitrofurantoin, Colistin, Kurzzeitsulfonamide	Chloramphenicol, Langzeitsulfonamide, Doxycyclin, Minocyclin, Clindamycin

Schäden am 8. Hirnnerv zu befürchten (Hörverlust, Verlust der
Vestibularisfunktion). Auch bei nach den vorliegenden Tabellen
reduzierter Dosierung sollte nicht versäumt werden, bei jeder
Visite nach den ersten Zeichen einer Schädigung des 8.
Hirnnervens (Ohrgeräusche, Druck auf den Ohren, Gangun-
sicherheit, Schwindel, Nystagmus nach Lagewechsel oder Kopf-
schütteln) zu suchen. Wenn möglich, sollte täglich der
Rombergsche Versuch ausgeführt und der "Seiltänzergang" über-
prüft werden. Wird bei den ersten Zeichen einer Schädigung des
8. Hirnnervens die Behandlung abgebrochen, so sind bleibende
Schäden kaum zu erwarten.

Die Medikamente der Gruppe 2, deren eigentliches Wirkprinzip
die hohen Harnspiegel sind, haben naturgemäß bei eingeschränkter Nierenfunktion eine verminderte Wirksamkeit. Bei Nitrofurantoin kann es außerdem zu einer Polyneuropathie kommen.
Diese Substanzen sollten daher bei eingeschränkter Nierenfunktion besser gänzlich vermieden werden. Die Substanzen der
Gruppe 3, deren antibakteriell wirksame Formen im Stoffwechsel
inaktiviert werden, kumulieren allein als Abbauprodukte. Dies
ist am besten beim Chloramphenicol untersucht. Über die
Toxizität dieser Abbauprodukte ist nichts bekannt. Eine
Beschränkung einer entsprechenden Medikation auf 2-3 Wochen
erscheint ratsam. Die nicht in das Schema der Tabelle 1
einzuklassifizierenden klassischen Tetracycline sollten bei
Niereninsuffizienz nicht mehr angewandt werden, da sie zu einer
Steigerung des Harnstoffspiegels führen können.

Bei der Kombination Trimethoprim/Sulfamethoxazol verhält
sich der Sulfonamidanteil bei eingeschränkter Nierenfunktion
wie die Substanzen der Gruppe 3 (es kumulieren nur die
Metabolite). Trimethoprim hingegen kumuliert vorwiegend als
aktive Substanz. Eine Dosisreduktion ist erforderlich. Diese
ist in Tabelle 2 angegeben.

Tabelle 2. Vorläufiges Schema zur Dosierung der Kombination Sulfamethoxi-
diazin und Trimethoprim bei eingeschränkter Nierenfunktion (nach Rieder,
proceedings of the VIIIth International Congress of Chemotherapy Prague,
1971)

Kreatinin-Clearance (ml/min)	Serum-kreatinin (mg%)	empfohlene Dosis (Standarddosis für Erwachsene: 2 Tabletten = 800 mg Sulfamethoxidiazin + 160 mg Trimethoprim)
über 25	Männer: <3,0 Frauen: <2,0	Dosierung wie bei Patienten mit normaler Nierenfunktion, d.h. 1 Standarddosis alle 12 Std. bis zu 14 Tagen
25-15	Männer: 3,0-7,0 Frauen: 2,0-4,5	1 Standarddosis alle 12 Std. für 3 Tage, dann 1 Standarddosis alle 24 Std.
unter 15	Männer: >7,0 Frauen: >4,5	Serumplasmaspiegelbestimmungen erforderlich

Der Gebrauch der Tabellen 3a bis 3c setzt einige klinisch-nephrologische Kenntnisse voraus: eine schematische Einordnung aufgrund des aktuellen Plasmakreatininwertes kann fehlleiten. Man muß wissen, daß z.B. ein Plasmakreatininwert einer muskelschwachen, kleinen, alten Frau anders zu bewerten ist als der eines muskelkräftigen, großen Mannes usw.

Die Zuordnung zu den aufgeführten sechs verschiedenen Behandlungsfällen muß also aufgrund fundierter Überlegungen erfolgen. Eine stärkere Unterteilung als in sechs denkbare Behandlungsfälle hat sich für die Praxis als nicht notwendig, eher hinderlich erwiesen. Da bei allen Substanzen eine große interindividuelle Streuung bei den Halbzeitwerten zu beobachten ist, wäre auch eine stärkere Unterteilung lediglich Pseudogenauigkeit. Auf die Angabe von Formeln zur Errechnung einer Dosisreduzierung wurde bei der geringen Neigung der klinisch-

Tabelle 3a. Maximale Dosierungen der wichtigsten Penicilline bei einem 70 kg schweren Menschen

GRF	Krea-tinin	Ampicillin		Penicillin G Natrium		Carbeni-cillin		Ticarcillin Mezlocillin Azlocillin		Oxacillin Flucloxa-cillin Dicloxa-cillin	
		DOS	DI	DOS Mega	DI	DOS	DI	DOS	DI	DOS	DI
120	0,8	5	6	5	6	5	6	5	6	2	6
45	2,0	5	6	5	8	5	8	5	8	2	6
18	3,5	4	6	4	6	4	12	4	12	1,5	6
8	6,0	4	8	5	8	3	12	3	12	1,5	8
2	15,5	4	12[a,b]	3	12[a,b]	4	24[a,b]	4	24[a,b]	1,0	8[a,b]
	0,5	3	24[a,b]	2	12[a,b]	3	24[a,b]	2	24[a,b]	2	24[a,b]

Zeichenerklärung: GFR = glomeruläre Filtrationsrate (ml/min); Kreatinin = Plasmakreatinin (mg-%); DOS = höchste empfohlene Dosis (g); DI = Dosierungsintervall (h)

Anmerkungen: 1. Diese Tabelle enthält keine Normdosen, vielmehr obere Dosisgrenzen. Diese können in der Regel unterschritten werden. Werden sie überschritten, muß mit den für die Substanz typischen Nebenerscheinungen gerechnet werden. 2. Die Dosen können nach $Y_{IST} = Y_{70} \cdot \frac{IST}{70}$ (IST = Patientengewicht in kg) auf jedes beliebige Körpergewicht umgerechnet werden. Diese Umrechnung hat allerdings nur Berechtigung, wenn eine annähernd normale Körperzusammensetzung vorliegt, d.h. der Patient nicht übermäßig adipös oder kachektisch ist

[a] 2-3 Hämodialysen/Woche werden in diesen Fällen als erforderlich vorausgesetzt

[b] Evtl. bei lebensbedrohlichen Infektionen die 2- bis 3fache Dosis als Initialdosis

Tabelle 3b. Maximale Dosierungen der wichtigsten Cephalosporine bei einem 70 kg schweren Menschen

GFR	Kreatinin	Cefalotin		Cefutaxim Cefoxitin		Cefazetril		Cefazolin		Cefradin		Cefuroxim	
		DOS	DI	DOS	DI	DOS	DI	DOS	DI	DOS	DI	DOS	DI
120	0,8	2	8	2	8	2	6	1,5	6	2	6	1,5	8
45	2,0	2	8	2	8	2	6	1,5	8	2	6	1,5	8
18	3,5	2	12	2	12	2	8	1	8	2	8	1,5	12
8	6,0	1,5	12	1	8	2	12	1	12	2	12	0,75	8
2	15,5	1	24a,b	1	12a,b	2	24a,b	1	24a,b	2	24a,b	0,75	24a,b
0,5		0,5	24a,b	1	24a,b	1	24a,b	0,5	24a,b	1	24a,b	0,5	24a,b

Zeichenerklärung und Anmerkungen siehe Tabelle 3a

Tabelle 3c. Maximale Dosierungen der wichtigsten Aminoglykoside bei einem 70 kg schweren Patienten

GFR	Kreatinin	Amikazin		Gentamycin	Sisomycin Tobramycin
		DOS	DI	DOS	DI
120	0,8	0,250	6	0,080	8
45	2,0	0,125	8	0,080	12
18	3,5	0,125	12	0,040	12
8	6,0	0,100	12	0,040	24
2	15,5	0,125[a,b]	24[a,b]	0,020[a,b]	24[a,b]
0,5		0,125[a,b]	24-48[a,b]	0,020[a,b]	24[a,b]

Zeichenerklärung und Anmerkungen siehe Tabelle 3a

praktisch tätigen Ärzte, am Krankenbett Rechenaufgaben zu lösen, bewußt verzichtet.

Natürlich stellen die Tabellen eine große Vereinfachung dar, dürften jedoch das Auftreten von Intoxikationen und unzulässiger Unterdosierung zuverlässig vermeiden. Sollte dies in Einzelfällen nicht zutreffen, so wäre der Autor für eine Information sehr zu Dank verbunden.

Vereinfacht sind die gesamten Dosierungsvorschläge in der Tabelle 4 zusammengefaßt.

Tabelle 4. Vereinfachte Empfehlungen zur antibakteriellen Therapie bei Niereninsuffizienz

1. Plasmakreatinin <1,5 mg%:
   alle Medikamente in Normaldosierung
2. Plasmakreatinin >1,5 mg%:
   Nitrofurantoin, Nalidixinsäure, Colistin und Kurzzeitsulfonamide
   nicht mehr anwenden
3. Chloramphenicol, Clindamycin, Doxycyclin und Durenat bei jeder Nierenfunktion in Normaldosierung, jedoch bei fortgeschrittener Niereninsuffizienz nicht über 2-3 Wochen
4. Penicillin G und Ampicillin bei jeder Nierenfunktion bis maximal 6 g/die
5. Sind maximale Dosierungen der Penicilline erforderlich oder sollen die Staphylokokkenpenicilline, Aminoglykoside oder Cephalosporine gegeben werden, müssen detaillierte Dosierungsempfehlungen (Tabellen) verwendet werden

Weiterführende Literatur

Höffler D (1976) Antibiotikatherapie bei Niereninsuffizienz. Dtsch Med Wochenschr 101:829
Höffler D (1977) In: Urämie. Gessler U (Hrsg) Dosierungsprobleme bei eingeschränkter Nierenfunktion. Aesopus München Lugano

Mertz DP (1977) Pharmakotherapie bei Niereninsuffizienz. Boehringer,
  Mannheim
Reidenberg MM (1971) Renal function and drug action. Saunders, Philadelphia
  London Toronto

Gebrauch der Tabellen:

1. Zuordnung des vorliegenden Krankheitsfalles zu einer der sechs Nieren-
   funktionsfälle aufgrund des Plasmakreatinins, der gesamten klinischen
   Situation oder (am besten) aufgrund der glomerulären Filtrationsrate.
2. Aufsuchen der Maximaldosis. Abwägen, ob diese erforderlich oder
   niedrigere Dosis ausreichend ist.
3. Wenn das Körpergewicht mehr als 10–15 kg von 70 kg abweicht, umrechnen
   der Dosis.

ZNS-wirksame Pharmaka bei Niereninsuffizienz

H. Oßwald, Aachen

1. Einleitung

In dieser Übersicht soll beschrieben werden, welche Veränderungen der Pharmakokinetik von Arzneimitteln, die auf das Zentralnervensystem (ZNS) wirken, beim Urämiker beobachtet werden. In dieser Gruppe werden Hypnotika, Neuroleptika, Antidepressiva, Antiepileptika und Lithium aufgeführt.

Bevor die Verhältnisse beim Urämiker geschildert werden, sollen einige grundlegende Tatsachen, die für das pharmakokinetische Verhalten der Verbindungen im Organismus wichtig sind, kurz erwähnt werden. Fast alle auf das ZNS wirkenden Arzneimittel zeichnen sich durch hohe Lipoidlöslichkeit (Ausnahme Lithium) aus. Mit Lipoidlöslichkeit bezeichnet man eine bestimmte physikochemische Eigenschaft der Substanzen, nämlich ihre Verteilung in Öl (Fett) und Wasser. Hohe Lipoidlöslichkeit liegt vor, wenn der weitaus überwiegende Anteil der Substanz in der Fettphase und nur ein geringer Teil in der Wasserphase gelöst ist. Eine Folge hoher Lipoidlöslichkeit ist, daß die Substanzen gut durch die Plasma-Membran der Zellen hindurchdiffundieren können und so in das Zellinnere gelangen. Diese Substanzen haben dadurch ein Verteilungsvolumen, das praktisch dem Gesamtkörperwasser entspricht. Im Gegensatz dazu ist z.B. der Verteilungsraum des Sulfates klein, da Sulfat eine geringe Lipoidlöslichkeit besitzt und schlecht durch die Zellmembran diffundieren kann. Eine weitere Folge hoher Lipoidlöslichkeit von Arzneimitteln ist ihre hohe Bindung an die Plasma-Eiweiße (vor allem Albumin). Der Ausdruck der "hydrophoben Tasche" der Albumine bezeichnet treffend diesen Sachverhalt [1].

Die renale Clearance von Substanzen mit hoher Lipoidlöslichkeit ist aus den oben genannten Gründen klein. Erstens verhindert die hohe Eiweißbindung der Arzneimittel ihre glomeruläre Filtration. Bei pathologisch erhöhter Permeabilität der Glomerulum-Kapillaren (Proteinurie) kann jedoch die Ausscheidung der an Eiweiß gebundenen Fraktion des Arzneimittels signifikant ansteigen (E. Ritz 1978, persönliche Mitteilung). Zweitens kann die Niere lipoidlösliche Stoffe nicht konzentriert in den Harn ausscheiden, da sich diese Substanzen der fortlaufenden Konzentrierung im Nephron durch Rückdiffusion entziehen. Aus der Clearanceformel

$$C_x = \frac{U_x}{P_x} \cdot \dot{V}$$

C = Clearance der Substanz x
U, P = Urin bzw. Plasma-Konzentration der Substanz x
$\dot{V}$ = Harnzeitvolumen

wird deutlich, daß für U/P = 1 die Clearance gleich dem Harnzeitvolumen ist: C = V. Ein gutes Beispiel dafür ist die

renale Clearance vom Alkohol, für den U/P = 1 gilt und
dementsprechend C = V.

Da demnach die Niere praktisch keine Rolle bei der Elimination der lipoidlöslichen Pharmaka spielt, wird die Bedeutung
der Leber für die Elimination dieser Stoffe besonders deutlich.
In der Leber werden die lipoidlöslichen Arzneimittel metabolisiert (siehe Seite 23, Beitrag Leber), in wasserlösliche
Substanzen umgewandelt, die dann ihrerseits "nierengängig"
sind, Substanzen, die die Niere in hoher Konzentration
ausscheiden kann. Bei Niereninsuffizienz muß man daher damit
rechnen, daß die nierengängigen Metabolite der lipoidlöslichen
Ausgangssubstanz im Körper kumulieren.

Beim Urämiker ist die Proteinbindung für schwache organische
Säuren generell vermindert [2-6]. Das liegt nur zum Teil an der
verminderten Albumin-Konzentration. Offensichtlich ist auch die
Bindungsfähigkeit des Albumins von Urämikern vermindert. Die
verminderte Eiweißbindung einer Substanz geht mit einem größeren
Verteilungsvolumen einher. Das hat zur Folge, daß die totale
Clearance eines Arzneimittels beim Urämiker nicht erhöht zu sein
braucht, obwohl die Metabolisierung in der Leber erhöht sein
kann. Im folgenden sollen kurz die bisher verfügbaren pharmakokinetischen Daten von ZNS wirksamen Pharmaka tabellarisch beschrieben werden. Dabei werden im wesentlichen die Daten zugrunde gelegt, die von Bennett et al. [7] publiziert wurden. Die um-
fangreiche Literatur der obengenannten Übersicht wird hier nur
teilweise wieder verwendet.

2. *Hypnotika und Tranquilizer*

Die Pharmakokinetik von Pentobarbital wurde von Reidenberg et
al. [8] an normalen Personen und Patienten mit eingeschränkter
Nierenfunktion untersucht. Obwohl einige der niereninsuffizienten Patienten eine kürzere Plasmahalbwertszeit von Pentobarbital zeigten, wahrscheinlich durch erhöhte Metabolisierung, war
die Elimination beider Kollektive nicht signifikant voneinander
verschieden. Für das langwirksame Phenobarbital ist wahrscheinlich auch eine verminderte Eiweißbindung beim Urämiker
anzunehmen [2-6]. Eine Verlängerung der Dosisintervalle beim
Urämiker wird empfohlen [7]. Die Ergebnisse über den Metabolismus von Barbitursäure beim Urämiker sind nicht einheitlich, da
Enzyminduktion, verursacht durch die Krankheit oder durch Gabe
anderer Arzneimittel, nicht gleich bedeutend mit schnellerer
Elimination aller weiteren Pharmaka ist [8, 9]. Bei intravenöser Barbiturat-Anästhesie muß beim Urämiker die Dosis
reduziert werden, beim Thiopental sogar um 50% [10]. Die
Ursache wird in der deutlich verminderten Eiweißbindung von
Thiopental bei Niereninsuffizienten gesehen [11]. Eine positive
Korrelation zwischen Schlafdauer und Barbiturat-Eiweißbindung
sahen Richards et al. [12] und Taylor et al. [13].

Beim Glutethimid ist die Leber das eliminierende Organ.
Enterohepatische Zirkulation ist beschrieben worden [7].
Auffällig und wohl einmalig für ein Pharmakon ist die blut-
druckabhängige Eliminationsgeschwindigkeit von Glutethimid mit
einer Verlängerung der Halbwertszeit bei Hypotension [14, 15].
Eine mögliche Erklärung wäre die verschieden große Leberdurch-

blutung bei unterschiedlichen Blutdrucken, so daß die Leber pro
Zeiteinheit mit mehr bzw. weniger Glutethimid beladen wird und
entsprechend unterschiedlich metabolisiert. Eine Dosisreduktion
bei Niereninsuffizienz wird empfohlen, während bei terminaler
Niereninsuffizienz von einer Verordnung von Glutethimid abzusehen ist [7].

Diazepam und Chlordiazepoxid werden hepatisch eliminiert.
Eine Verlängerung der Halbwertszeit beim Urämiker ist nicht
sicher nachgewiesen [16-19]. Mit Kumulation von mehr wasser-
löslichen Metaboliten muß gerechnet werden. Die Plasma-
Eiweißbindung von Diazepam ist beim Urämiker vermindert. Eine
Dosisreduktion wird daher empfohlen [7, 20].

Die verfügbaren pharmakokinetischen Parameter der in dieser
Gruppe zusammengefaßten Pharmaka sind in Tabelle 1 dargestellt.

Tabelle 1. Hypnotika und Tranquillanten

Arznei-mittel	Elimination	Prot. bind (%)		Halbwertszeit (h)		Dosis Korrektur
		Normale	Urämiker	Normale	Urämiker	
Pento-barbital	hepatisch	60-65	50	17-50	10-45	reduzieren
Pheno-barbital	hepatisch	20-40	?	37-96	117	Intervall verlängern (8-16 h)
Seco-barbital	hepatisch (renal)	44	?	30	?	reduzieren
Thio-pental	hepatisch	72	45	?	?	reduzieren
Glute-thimid	hepatisch	45	?	10-40	10-40	reduzieren, nicht beim T.N.V.
Metha-qualon	hepatisch (renal 10%)	30	?	9-11	?	reduzieren
Diazepam	hepatisch (G.I., e.h.Z.)	97-98	92	20-90	30-90	reduzieren
Chlordi-azepoxid	hepatisch	86-93	?	6-30	?	reduzieren
Mepro-bamat	hepatisch	30	?	9-11	?	Intervall verlängern (9-18 h)

G.I.   = Elimination durch den Gastro-intestinal-Trakt
e.h.Z. = entero-hepatische Zirkulation
T.N.V. = terminales Nierenversagen

3. Neuroleptika und Antidepressiva

Neuroleptika aus der Gruppe der Phenothiazine (z.B. Chlor-
promazin, Megaphen) werden im Organismus hepatisch eliminiert.
Eine Veränderung der Dosierung dieser Substanzen bei Niereninsuffizienz ist in der Regel nicht nötig. Die geeignete
Methode der Dosierungsanpassung, falls z.B. exzessive Sedierung
auftritt, ist die Dosisverminderung *und* Intervallverlängerung.
Da Phenothiazine auch anticholinergisch wirken, kann die
Restharnmenge zunehmen wegen verschlechterter Blasenentleerung
(z.B. bei Prostatahypertrophine). Die Bedeutung der Phenothia-
zin-Metabolite sowie ihre mögliche Kumulation im Organismus bei
Niereninsuffizienz ist nicht geklärt [21].

Haloperidol als Vertreter der Butyrophenone wird hauptsäch-
lich hepatisch und über den Magendarmtrakt ausgeschieden [7].
Eine Dosisveränderung scheint bei Niereninsuffizienz nicht
erforderlich zu sein.

Trizyklische Antidepressiva werden hepatisch eliminiert, ein
geringer Anteil wird renal ausgeschieden (< 5%). Ansäuern des
Harnes führt zu Steigerung der renalen Elimination [22].
Enterohepatische Zirkulation sowie Variation in der Metabolisierung sind beschrieben worden [7]. Beim Urämiker ist die
Plasma-Proteinbindung von Desmethylimipramin praktisch nicht
vermindert [4]. Die Bedeutung des QRS-Intervalls im EKG bei
Überdosierung mit trizyklischen Antidepressiva ist von Spiker
et al. diskutiert [23]. Wie Phenothiazine haben die trizyklischen Antidepressiva anticholinerge Wirkungen. Blasenentlee-
rungsstörungen können auftreten.

Die verfügbaren pharmakokinetischen Daten dieser Gruppen
sind in Tabelle 2 zusammengefaßt.

4. Antiepileptika

Zur Behandlung der Epilepsie werden sehr verschiedenartige
Substanzen angewandt. In Tabelle 3 werden einige der wichtig-
sten Verbindungen aufgeführt. In der Urämie wird häufig
Phenytoin (älterer Freiname: Diphenylhydantoin) verwendet, um
epileptische Episoden und kardiale Arrhythmien zu behandeln.
Daher soll es hier kurz besprochen werden.

Die Pharmakokinetik des Phenytoins ist nicht linear und
daher kompliziert. Ein annähernd konstanter Blutspiegel
(therapeutischer Bereich, 10-20 µg/ml) wird erst nach 4-20
Tagen erreicht. Das lipophile Phenytoin wird zu etwa 88% an
Plasmaeiweiß gebunden, wobei größere interindividuelle und
relativ geringe intraindividuelle Schwankungen berichtet werden
[24, 25]. Nur etwa 5% des zugeführten Phenytoin werden in Urin
und Fäzes unverändert ausgeschieden, während der größte Teil in
der Leber hydroxyliert und glucuronidiert wird, um dann über
Galle und Niere eliminiert zu werden [26, 27]. Beim Urämiker
ist die Plasma-Eiweißbindung von Phenytoin auf 72% vermindert
(normale 87%). Damit ist die therapeutisch wirksame freie
(ungebundene) Fraktion vom Phenytoin im Plasma des Urämikers
verdoppelt [6]. Das heißt, daß bei gegenüber Normalpatienten
nicht erhöhte Blutspiegel trotzdem schon im toxischen Bereich
liegen können. Da nicht jedes Labor routinemäßig den ungebun-

Tabelle 2. Neuroleptika und Antidepressiva

Arznei-mittel	Elimination	Prot. bind (%)		Halbwertszeit (h)		Dosis Korrektur
		Normale	Urämiker	Normale	Urämiker	
Chlor-promazin	hepatisch	90	?	2-31	?	reduzieren
Halo-peridol	hepatisch (renal, G.I.)	?	?	13-34	?	reduzieren
Amitrip-tylin[a]	hepatisch (renal <5%)	96	?	12-74	?	reduzieren
Nortrip-tylin	hepatisch (renal <5%)	94	?	14-93	?	reduzieren
Imi-pramin[b]	hepatisch (renal <5%)	96	?	3,5-16	?	reduzieren
Des-methyl-imipramin	hepatisch (renal <5%)	91	88	4-53	?	reduzieren

[a] wird zu Nortriptylin metabolisiert
[b] wird zu Desmethylimipramin metabolisiert

Tabelle 3. Antiepileptika

Arznei-mittel	Elimination	Prot. bind (%)		Halbwertszeit (h)		Dosis Korrektur
		Normale	Urämiker	Normale	Urämiker	
Pheny-toin[a]	hepatisch	88-90	70-76	10-20	8	reduzieren
Primi-don[a]	hepatisch	?	?	8	?	reduzieren + Intervall verlängern
Carbama-zepin[a]	hepatisch	77	?	10-20	?	reduzieren
Clonaze-pam	hepatisch	?	?	30	?	reduzieren
Nitraze-pam	hepatisch	87	?	20	?	reduzieren
Etho-suximid	hepatisch (renal)	?	?	40	?	reduzieren + Intervall verlängern
2-propyl-valerian-säure (Valproat)	hepatisch (renal)	89	?	40	?	reduzieren + Intervall

[a] Bei kombinierter Anwendung dieser Antiepileptika wird die metabolische Clearance der einzelnen Stoffe unterschiedlich beeinflußt [10]

44

denen Anteil des Phenytoins im Plasma messen kann, ist die
klinische Überwachung wichtig. Als erstes Zeichen einer
beginnenden Phenytoin-Intoxikation wird ein diskreter fein-
schlägiger, unerschöpflicher Blickrichtungsnystagmus beobachtet
[28]. Die verminderte Eiweißbindung des Phenytoins beim
Urämiker bedingt ein größeres Verteilungsvolumen dieses
Antikonvulsivums. Gleichzeitig ist die Plasma-Halbwertszeit (β-
Phase) von im Mittel 13 Std auf etwa 8 Std verkürzt [29]. Die
totale Clearance des Phenytoins, als Produkt aus Verteilungsvolumen und Eliminationskonstante, kann daher beim Urämiker
normal bleiben. Eine große Anzahl von Pharmaka kann sowohl mit
dem Metabolismus als auch mit der Eiweißbindung des Phenytoins
interferieren [6, 9, 24, 30, 32]. Salicylate, Phenybutazon und
Sulfonamide verdrängen Phenytoin aus seiner Eiweißbindung. Die
Metabolisierung des Phenytoins in der Leber kann sowohl
verlangsamt werden (Isoniazid, PAS, Sulthiam, Disulfiram,
Coumarine) als auch beschleunigt sein (Phenobarbital, Primidon,
Carabamazepin, Folsäure). Die Verhältnisse beim Urämiker werden
noch unübersichtlicher, da bei ihm Lebermetabolismus und Ei-
weißbindung verändert sind. Verschiedene Dosierungsschemata
sind empfohlen worden [9, 24, 28, 31, 33]. Messungen des
Plasmaspiegels werden empfohlen, wobei die Möglichkeit besteht,
den freien, nicht an Eiweiß gebundenen Anteil des Phenytoins im
Speichel (10 µl) zu messen [34, 35]. Toxische Nebenwirkungen
scheinen häufiger aufzutreten bei Patienten mit erniedrigten
Serumalbuminspiegeln [36].
  Neben Phenobarbital und Phenytoin wird das Carbamazepin
(Tegretal) ebenfalls häufig zur antiepileptischen Behandlung
verwendet. Alle drei Substanzen rufen in der Leber Enzyminduktion hervor. Ihre gleichzeitige Gabe und gegenseitige Beeinflussung ist von mehreren Autoren diskutiert [9, 37, 38]. Die
übrigen angeführten Antiepileptika (Tabelle 3) sind wie die
eben genannten von lipophilem Charakter, sie werden in der
Leber metabolisiert, Wechselwirkung bei der Metabolisierung
anderer Substanzen ist zu erwarten. Die Niere spielt, wie in
der Einleitung erwähnt, für die Elimination dieser Substanzen
praktisch keine Rolle. Die Dosierung sollte sich nach dem
klinischen Bild und, wenn möglich, nach dem Blutspiegel
richten. Mit Kumulation der wasserlöslichen polaren Metaboliten
beim Niereninsuffizienten ist zu rechnen.

5. *Lithium*

Lithiumsalze werden zur Therapie manisch-depressiver Psychosen
verwendet. Sie haben prophylaktische sowie kurative Wirkungen,
besonders bei den manischen Phasen. Die verschiedenen Lithiumsalze (~ karbonat, ~ azetat, ~ sulfat) werden nach oraler
Verabreichung vollständig resorbiert und nicht an Plasmaeiweiße
gebunden. Nach Erreichen gleichmäßiger Blutspiegel (steady
state, nach 6-8 Tagen) ist die Verteilung des Lithiums im
Organismus etwa gleich der des gesamten Körperwassers [40]. Der
therapeutische Blutspiegel liegt bei 0,8-1,2 mmol/l Plasmawasser. Bei Blutspiegeln über 1,5 mmol/l treten toxische
Symptome auf wie Übelkeit, Erbrechen, Diarrhöen, Muskelschwä-
che, Tremor, Ataxie und Polyurie. Da Lithium überwiegend über

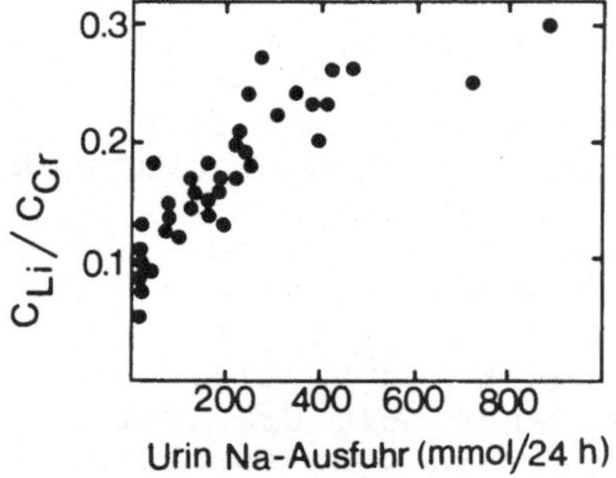

Abb. 1. Beziehung zwischen der fraktionel-
len Lithium-Clearance (Quotient aus Lithi-
um- und Creatinin-Clearance, C_{Li}/C_{Cr}) und
der täglichen Natrium-Ausscheidung im Urin
beobachtet an 6 gesunden Probanden. Nach-
gezeichnet nach Thomas und Schou [39]

die Nieren ausgeschieden wird, ist von seiner Verordnung
abzusehen, wenn die glomeruläre Filtrationsrate unter 50 ml/min
abgesunken ist [7]. Die Lithium-Clearance des Gesunden liegt
bei 15-30 ml/min, d.h. etwa 80% des freifiltrierbaren Lithium
werden tubulär reabsorbiert. Dabei besteht eine enge Korrelation zwischen dem Na-Haushalt und der tubulären Reabsorption
von Lithium. In Abbildung 1 ist die Beziehung zwischen Na-
Ausscheidung und fraktioneller Lithium-Clearence (C_{Li}/C_{Cr}) bei
gesunden Normalpersonen dargestellt. Daraus folgt, daß alle
Änderungen des Na-Haushaltes die Pharmakokinetik des Lithium
verändern. Solche Änderungen des Na-Haushaltes werden hervorgerufen durch verschiedenen Na-Gehalt der Nahrung, durch
Diuretika-Behandlung, durch Niereninsuffizienz, Hypo-und
Hyperaldosteronismus, Gravidität, starken Schweißverlust,
Diarrhöen, Dehydration. Bei einem Teil der Patienten bewirkt
Lithium einen nephrogenen Diabetes insipidus. Die Niere kann
den Urin nicht mehr maximal konzentrieren, Polydypsie aber auch
Dehydratation können die Folge sein. Dementsprechend ist
Lithium zur Behandlung des Syndroms übermäßiger Sekretion von
antidiuretischem Hormon benutzt worden [41]. Lithium erhöht die
Plasmaspiegel von Thyrotropin (TSH), während Thyroxin und
Trijodthyronin unverändert sind. Hypothyreoidismus ist eine
häufige Nebenwirkung der Lithiumtherapie. Die Nebenwirkungen
bilden sich nach Absetzen der Lithiumtherapie zurück [40].
    Zusammenfassend läßt sich sagen, daß ausgeprägte Nierenin-
suffizienz eine Kontraindikation für die Lithiumtherapie
darstellt. Bei eingeschränkter Nierenfunktion sollte Lithium
nur mit großer Vorsicht angewendet werden. Dosisreduktion und
Blutspiegelmessungen sind erforderlich.

6. Schlußfolgerungen

Die hohe Lipoidlöslichkeit fast aller auf das ZNS wirkenden
Arzneimittel bedingt, daß die Niere bei der Elimination dieser
Gruppe von Substanzen praktisch keine Rolle spielt. Bei
Niereninsuffizienz sind jedoch Eiweißbindung der Pharmaka und
ihre Metabolisierungsrate in der Leber verändert, so daß auch
die Pharmakokinetik verändert ist. Die Bedeutung der Kumulation
wasserlöslicher Metabolite der ZNS wirksamen Pharmaka bei
Niereninsuffizienz ist noch nicht genügend bekannt. Aus den

Ausführungen leitet sich die Forderung ab, die Pharmakotherapie beim niereninsuffizienten Patienten besonders vorsichtig und kritisch durchzuführen.

Literatur

1. Meyer MC, Guttman DE (1968) The binding of drugs by plasma proteins. J Pharm Sci 57:895–918
2. Shoeman DW, Azarnoff DL (1972) The alteration of plasma proteins in uremia as reflected in their ability to bind digitoxin and diphenylhydantoin. Pharmacology 7:169–177
3. Andreasen F (1973) Protein binding of drugs in plasma from patients with acute renal failure. Acta Pharmacol Toxicol 32:417–429
4. Reidenberg MM, Odar-Cederlöf I, Bahr CML von, Borga O, Sjöqvist (1971) Protein binding of diphenylhydantoin and desimipramine in plasma from patients with poor renal function. New Engl J Med 285:264–267
5. Hooper WD, Bochner F, Eadie MJ, Tyrer JH (1974) Plasma protein binding of diphenylhydantoin. Effects of sex hormones, renal and hepatic disease. Clin Pharmacol Ther 15:276–282
6. Odar-Cederlöf I, Borga O (1976) Impaired plasma protein binding of phenytoin in uremia and displacement effect of salicylic acid. Clin Pharmacol Ther 20:36–47
7. Bennett WM, Singer I, Golper T, Feig P, Coggins CJ (1977) Guidelines for drug therapy in renal failure. Ann Intern Med 86:754–783
8. Reidenberg MM, Lowenthal DT, Briggs W, Gasparo M (1976) Pentobarbital elimination in patients with poor renal function. Clin Pharmacol Ther 20:67–71
9. Kleijn E van der, Vree I, Guelen P, Schobten F, Westenberg H, Knop H (1978) Kinetics of drug interactions in the treatment of epilepsy. Int J Clin Pharmacol Biopharm 16:467–473
10. Dundee JW, Richards RK (1954) Effect of azotemia upon the action of intravenous barbiturate anesthesia. Anesthesiology 15:333–346
11. Ghoneim MM, Pandya H (1975) Plasma protein binding of thiopental in patients with impaired renal or hepatic function. Anesthesiology 42:545–549
12. Richards RK, Taylor JD, Kneter KE (1953) Effect of nephrectomy on duration of sleep following administration of thiopental and hexobarbital. J Pharmacol Exp Ther 108:461–463
13. Taylor JD, Richards RK, Darin JC (1954) Plasma binding of thiopental in the nephrectomized rabbit. J Pharmacol Exp Ther 112:40–48
14. Maher JF (1970) Determinants of serum half-life of glutethimide in intoxicated patients. J Pharmacol Exp Ther 174:450–455
15. Maher JF, Schreiner GE, Westervelt FB, Jr. (1962) Acute glutethimide intoxication. Am J Med 33:70–82
16. Dasberg HH, Kleijn E van der, Guelen P, Praag HM van (1974) Plasma concentrations of diazepam and of its metabolite N-desmethyl-diazepam in relation to anxiolytic effect. Clin Pharmacol Ther 15:473–483
17. Klitz U, Avant GR, Hoyumpa A (1975) The effects of age and liver disease on the disposition and elimination of diazepam in adult man. J Clin Invest 55:347–359
18. Sellman R, Kanto J, Pekkarinen J (1975) Biliary excretion of diazepam and its metabolites in man. Acta Pharmacol Toxicol 37:242–249

19. Koechlin BA, Schwartz MA, Krol G, Oberhansli W (1965) The metabolic fate of ^{14}C-labeled chlordiazepoxide in man, in the dog, and in the rat. J Pharmacol Exp Ther 148:399–411

20. Kangas L, Kanto J, Forsström J, Iisalo E (1976) The protein binding of diazepam and N-methyldiazepam in patients with poor renal function. Clin Nephrol 5:114–118

21. Dahl SG (1976) Pharmacokinetics of methotrimeprazine after single and multiple doses. Clin Pharmacol Ther 19:435–442

22. Sjöqvist F, Bergund F, Borga O, Hammer W, Andersson S, Thorstrand C (1969) The pH-dependent excretion of monomethyllated tricyclic antidepressants. Clin Pharmacol Ther 10:826–833

23. Spiker DG, Weiss AN, Chang SS, Ruwitch JF, Jr., Briggs JT (1975) Tricyclic antidepressant overdose: clinical presentation and plasma levels. Clin Pharmacol Ther 18:539–546

24. Kaspar U (1976) Diphenylhydantoin, Metabolismus, Wirkungsweise, Interaktionen und Nebenwirkungen. Schweiz Med Wochenschr 106:777–788

25. Lund L, Berlin A, Lunde PKM (1972) Plasma protein binding of diphenylhydantoin in patients with epilepsy. Clin Pharmacol Ther 13:196–204

26. Noach EL, Woodbury DM, Goodmann LS (1958) Studies on the absorption, distribution, fate and excretion of A-^{14}C-labeled diphenylhydantoin. J Pharmacol Exp Ther 122:301–314

27. Glazko AG, Chang T, Bankema J, Dill WA, Goulet JR, Buchanan RA (1969) Metabolic disposition of diphenylhydantoin in normal human subjects following intravenous administration. Clin Pharmacol Ther 10:498–504

28. Schmidt D, Vogel A (1977) Plasmakonzentrationen nach Injektion und Infusion von Phenytoin. Klin Wochenschr 55:219–223

29. Letteri JM, Mellke H, Lonis S, Kutt H, Durante P, Glazko A (1971) Diphenylhydantoin metabolism in uremia. XI Engl J Med 285:648–652

30. Lunde PKM, Rane A, Yaffe SJ, Lund L, Sjöqvist F (1970) Plasma protein binding of diphenylhydantoin in man. Clin Pharmacol Ther 2:846–855

31. Mullen PW (1978) Optimal phenytoin therapy. A new technique for individualizing dosage. Clin Pharmacol Ther 23:228–232

32. Furlanut M, Benetello P, Avogaro A, Dainese R (1978) Effects of folic acid on phenytoin kinetics in healthy subjects. Clin Pharmacol Ther 24:294–297

33. Ludden TM, Allen JP, Valutsky WA, Vicuna AV, Nappi JM, Hoffman SF, Wallace JE, Lalka D, McNay JL (1977) Individualization of phenytoin dosage regimens. Clin Pharmacol Ther 21:287–293

34. Cook CE, Amerson E, Poole WK, Lesser P, O'tuama L (1975) Phenytoin and phenobarbital concentrations in saliva and plasma measured by radio-immuno-assay. Clin Pharmacol Ther 18:752–747

35. Ananvekar SN, Saunders RH, Wardell WM, Shoulson I, Emmings FG, Cook CE, Gringeri AJ (1978) Parotid and whole saliva in the prediction of serum total and free phenytoin concentrations. Clin Pharmacol Ther 24:629–637

36. The Boston Collaborative Drug Surveillance Program (1973) Diphenylhydantoin side effect and serum albumin levels. Clin Pharmacol Ther 14:529–532

37. Lai AA, Levy RH, Cutler RE (1978) Time course of interaction between carbamazepine and clonazepam in normal man. Clin Pharmacol Ther 24:316–323

38. Cerghino JJ, Brock JT, Meter JC van, Penry JK, Smith LD, White B (1975) The efficacy of carbamazepine combinations in epilepsy. Clin Pharmacol Ther 18:733–741

39. Thomsen K, Schou M (1968) Renal lithium excretion in man. Am J Physiol 215:823–827

40. Hollister LE (1978) Clinical pharmacology of psychotherapeutic drugs.
    In: Monographs in clinical pharmacology, vol 1. Livingstone, New York
    Edinburgh London pp 192-226
41. White MG, Fetner CD (1975) Treatment of the syndrome of inappropriate
    secretion of antidiuretic hormone with lithium carbonate. New Engl J
    Med 292:390-392

Oral wirksame Antidiabetika bei Niereninsuffizienz

D. Deppermann, Heidelberg

Das Vorhandensein oder Auftreten einer eingeschränkten
Nierenfunktion beim Diabetes mellitus zwingt in der Regel dazu,
den Therapieplan erneut zu überdenken. Dafür gibt es zwei
Gründe:

Zum einen werden 40% unserer Diabetiker mit den sgn. oral-
wirksamen Antidiabetika behandelt, von denen wir wissen, daß
mit ganz wenigen Ausnahmen ihre Elimination entweder vollständig oder zumindest teilweise über die Niere erfolgt und
damit bei eingeschränkter Nierenfunktion die Gefahr einer
Kumulation mit der Möglichkeit einer chronischen und vor allen
Dingen akuten Toxizität in Form von Hypoglykämien gegeben ist.

Zum anderen erhalten rund 30% unserer Diabetiker Insulin,
dessen Metabolismus sich in Abhängigkeit von der Niereninsuffizienz ändert. Auch hier ist die Gefahr überraschender Hypoglykämien gegeben.

So einfach diese Feststellungen auch klingen mögen, so oft
wurde in den zurückliegenden Jahren dagegen verstoßen. Schulz
[1] konnte in einer 1968 veröffentlichten Übersicht 20% aller
Hypoglykämien unter Sulfonylharnstoff-Therapie auf die
gleichzeitig bestehende Niereninsuffizienz zurückführen; zu
ähnlichen Ergebnissen kam Berger [2] in einer 1971 veröffentlichten Untersuchung.

Ein weiteres Beispiel gravierender Arzneimittel-Nebenwir-
kungen, die unserer Meinung nach auf die Anwendung von oralen
Antidiabetika, in diesen Fällen Biguanide, bei gleichzeitig
bestehender Niereninsuffizienz zurückzuführen sind, sind die in
40-80% der Fälle tödlich verlaufenden Biguanid-induzierten
Lactat-Azidosen gewesen [3].

1. Diabetes mellitus und Niereninsuffizienz

Die Problematik Niereninsuffizienz und Therapie mit oralen
Antidiabetika ist in der Praxis wesentlich häufiger als
vielleicht gemeinhin angenommen wird (Abb. 1). Einer Arbeit von
Vernet [4] ist zu entnehmen, daß bei ungefähr 6% der Diabetiker
ohne Komplikationen die glomeruläre Filtrationsleistung auf
unter 60 ml/min. erniedrigt ist. 50% aller Patienten mit einem
Erwachsenen-Diabetes haben jedoch einen Hypertonus, und für
diese Patientengruppe sieht die Verteilung der Clearance-Werte
ganz anders aus: Hier können wir feststellen, daß bereits 20%
aller Patienten eine GFR hat, die unter 60 ml/min liegt und
damit bei der Pharmakotherapie des Diabetes Berücksichtigung
finden sollte.

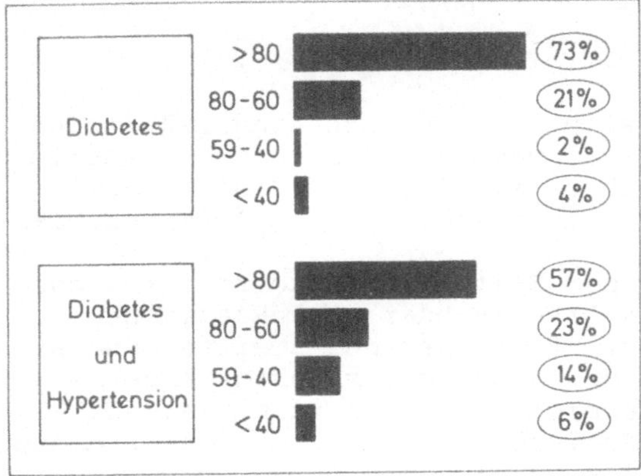

Abb. 1. GFR bei Erwachsenen-Diabetikern mit und ohne Hochdruck

2. Pharmakokinetik oraler Antidiabetika

Das Verständnis für die Entstehung der eingangs erwähnten
Komplikationen setzt die Kenntnis der Pharmakokinetik oraler
Antidiabetika bei normaler und eingeschränkter Nierenfunktion
voraus. Zur oralen Therapie des Diabetes mellitus stehen zwei
Gruppen von Pharmaka zur Verfügung: die Biguanide und die
Sulfonylharnstoffe.

2.1 Biguanide

Die Besprechung der Gruppe der Biguanide beansprucht fast nur
noch ein "medizinhistorisches" Interesse, da sie mit einer
einzigen Ausnahme (dem Metformin) wegen der ihnen angelasteten
Lactat-Azidosen aus dem Handel gezogen worden sind. Die
Biguanide und die sgn. biguanid-induzierten Lacat-Azidosen
sollen aber dennoch hier angesprochen werden, weil sie ein
gutes Beispiel dafür sind, daß die Nichtbeachtung grundlegender
pharmakologischer Kenntnisse zu schwerwiegenden Komplikationen
geführt hat. Bei den Biguaniden, die zur Verfügung standen,
handelte es sich um Buformin, Phenformin und Metformin, wobei
Metformin in Deutschland nur sehr wenig zum Einsatz kam. Der
genaue Mechanismus der blutzucker-senkenden Wirkung therapeutischer Wirkkonzentrationen der Biguanide ist bislang eigentlich
ungeklärt geblieben. Zur Pharmakokinetik ist erwähnenswert, daß
sie praktisch alle renal eliminiert werden; die Clearance liegt
bei Buformin bei 393 ml/min, bei Metformin bei 120 ml/min und
bei Phenformin bei ungefähr 100 ml/min. Neben anderen Risiko-
faktoren ist die Kumulation von Biguaniden infolge der
gestörten renalen Elimination der wichtigste Teilfaktor in der
Entstehung der biguanid-induzierten Lactat-Azidosen gewesen. In
einer Übersichtsarbeit, in der die buformin-induzierten Lactat-
Azidosen zusammengestellt wurden [3], konnte festgestellt
werden, daß in 80% aller Fälle Buformin bei bereits vorbeste-

hender eingeschränkter Nierenfunktion gegeben wurde; entsprechend fand sich bei keinem der Patienten ein normaler Buformin-Spiegel. Alle Werte lagen bei > 600 ng/ml.

2.2 Sulfonylharnstoffe

Abbildung 2 bringt eine Übersicht der bei uns handelsüblichen Sulfonylharnstoffe. Nicht aufgenommen wurde in dieser Tabelle das Tolazamid, bei dem es sich um ein Sulfonyl-Semikarbazid handelt und das Glymidin-Natrium, das ein Sulfonyl-Aminopyrimidin-Derivat ist.

Der bekannteste Vertreter der Sulfonylharnstoffe ist sicher das Tolbutamid, im Handel als Artosin oder auch Rastinon erhältlich. Der wohl wichtigste Vertreter der zweiten Generation der Sulfonylharnstoffe, deren Merkmal es unter anderem ist, daß sie im Milligramm-Bereich dosiert werden, ist das Glibenclamid, im Handel als Euglucon 5 erhältlich. Allen diesen Verbindungen ist gemeinsam, daß es sich bei ihnen um am Benzolring oder im Harnstoffanteil substituierte Sulfonylharnstoff-Derivate handelt. Im Hinblick auf die Anwendung bei

Carbutamid	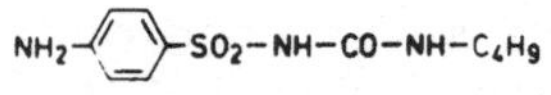 NH_2—〈 〉—SO_2—NH—CO—NH—C_4H_9	*Invenol* *Nadisan* *
Tolbutamid	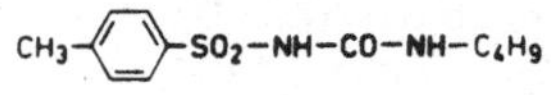 CH_3—〈 〉—SO_2—NH—CO—NH—C_4H_9	*Artosin* *Rastinon*
Chlorpropamid	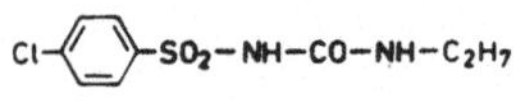 Cl—〈 〉—SO_2—NH—CO—NH—C_2H_7	*Diabetoral* *Chloronase*
Acetohexamid	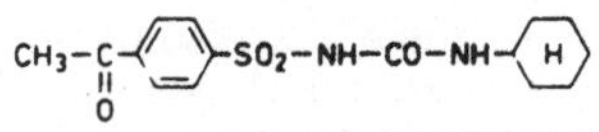 CH_3—CO—〈 〉—SO_2—NH—CO—NH—〈H〉	*Dimelor*
Glibenclamid	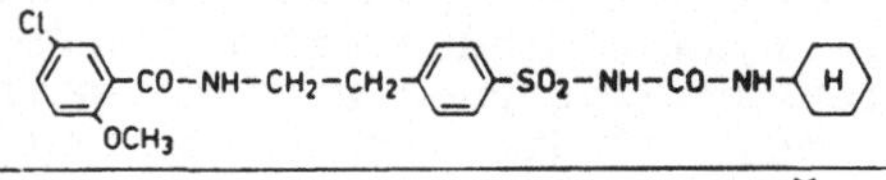 (5-Cl, 2-OCH_3)—CO—NH—CH_2—CH_2—〈 〉—SO_2—NH—CO—NH—〈H〉	*Euglucon 5* *Semi-Euglucon*
Glibornurid	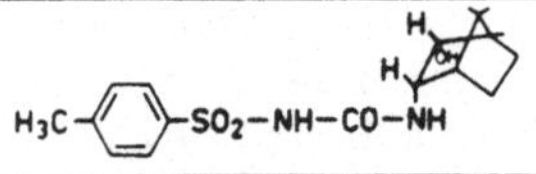 H_3C—〈 〉—SO_2—NH—CO—NH—(Bornyl)	*Glutril* *Gluborid*
Glisoxepid	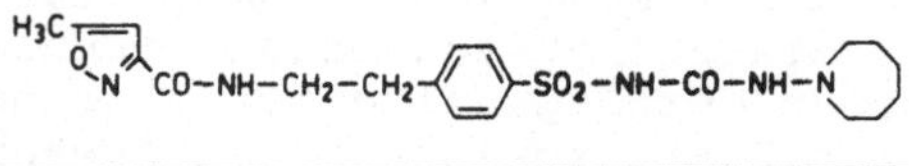 (3,5-Dimethylisoxazol)—CO—NH—CH_2—CH_2—〈 〉—SO_2—NH—CO—NH—N(Ring)	*Pro-Diaban*
Gliquidon	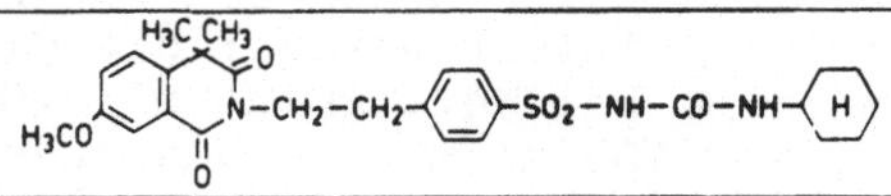 (Isochinolinon-Derivat)—N—CH_2—CH_2—〈 〉—SO_2—NH—CO—NH—〈H〉	*Glurenorm*
Glipizid	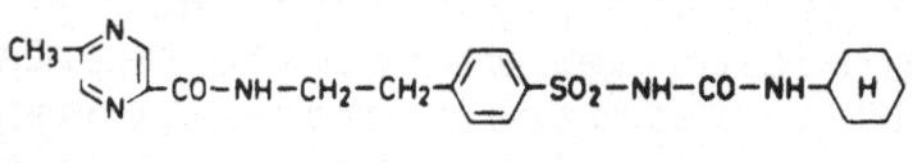 (Methylpyrazin)—CO—NH—CH_2—CH_2—〈 〉—SO_2—NH—CO—NH—〈H〉	*Glibenese*

* Kein Anspruch auf Vollständigkeit

Abb. 2. Handelsübliche Sulfonylharnstoffe

eingeschränkter Nierenfunktion sollte das Gliquidon, im Handel
als Glurenorm, hervorgehoben werden, da es fast ausschließlich
hepatisch eliminiert wird.

Die Sulfonylharnstoffe haben einen direkten Angriffspunkt an
der insulin-produzierenden Betazelle der Langerhansschen
Inseln. Beim Insulinmangel-Diabetes sind Sulfonylharnstoffe
wirkungslos. Ihre blutzuckersenkende Wirkung läßt sich auf
mehrere Teilwirkungen zurückführen, die wichtigste davon ist
wohl die Senkung der Glukosereizschwelle der Betazelle und
damit die Überwindung der sgn. Insulinsekretionsstarre. Der
betazytotrope Effekt, d.h. also die Insulinfreisetzung ohne
Glukose, ist wohl nur von untergeordneter Bedeutung, da
hierdurch nur ein kleines labiles Insulinkompartiment der
Betazelle mobilisiert werden kann. Ein betazytotropher Effekt,
d.h. die Neubildung von Betazellen, ist bislang nur am Tier
beobachtet worden und konnte für den Menschen nicht bestätigt
werden. Neuere Untersuchungsergebnisse weisen auch auf eine
extrapankreatische Wirkungsweise hin, die im Augenblick aber
noch ungeklärt ist [5].

3. *Änderung der Pharmakokinetik bei Niereninsuffizienz*

Rein formal kann durch eine Niereninsuffizienz jeder Schritt in
der Pharmakokinetik der Sulfonylharnstoffe (Abb. 3) abgewandelt
werden. Der besseren Übersicht wegen sollen die Sulfonylharnstoffe noch einmal nach ihrem Eliminationsverhalten zusammengestellt werden (Abb. 4); hierzu wurde eine Einteilung gewählt,
wie sie von Höffler für die Antibiotika angewandt wurde.

Der "Penicillin-Typ" repräsentiert Antidiabetika die nicht
oder kaum metabolisiert und in unveränderter Form über die
Niere ausgeschieden werden.

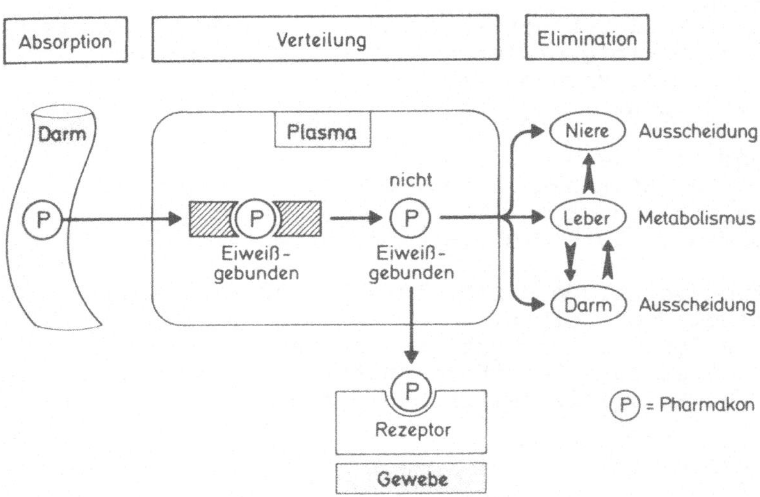

Abb. 3. Allgemeines Schema der Pharmakokinetik oraler Antidiabetika

1. "Penicillin-Typ" (PT)	Buformin Chlorpropamid Metformin ⎰ Acetohexamid ⎱ ⎱ Tolazamid ⎰
2. "Chloramphenicol-Typ" (CT)	Glibornurid Glibenclamid Gliquidon Glymidin Tolbutamid
3. "Penicillin-Chloramphenicol Mischtyp" (PT / CT)	Carbutamid Glisoxepid Glipizid Phenformin

<u>Abb. 4.</u> Einteilung der oralen Antidiabetika in pharmakokinetische Typen

Der "Chloramphenicol-Typ" soll Antidiabetika umfassen, die praktisch vollständig metabolisiert und kaum in pharmakologisch aktiver Form ausgeschieden werden.

Der "Penicillin-Chloramphenicol-Mischtyp" umfaßt dann Antidiabetika, die teilweise metabolisiert und teilweise in aktiver Form renal ausgeschieden werden.

Antidiabetika, wie Chlorpropamid oder Buformin, finden bei der Niereninsuffizienz wegen ihres Eliminationsverhaltens keine Anwendung. Das gleiche gilt auch für die bei uns weniger verwandten Antidiabetika Acetohexamid und Tolazamid, die zwar vollständig metabolisiert werden, bei denen jedoch pharmakologisch aktive Metaboliten entstehen, die ihrerseits renal eliminiert werden.

Als Mittel der Wahl bei der Pharmakotherapie des Diabetes mellitus bei gleichzeitig eingeschränkter Nierenfunktion sollten nur Substanzen verwandt werden, die
- trotz der Niereninsuffizienz unverändert metabolisiert werden,
- eine unveränderte Eiweißbindung aufweisen,
- keine Metabolite entstehen lassen, die eine hypoglykämisierende Wirkung haben oder
- deren Metabolite vollständig über die Galle eliminiert werden.
- Das Eliminationsverhalten der Muttersubstanz sollte dem "Chloramphenicol-Typ" folgen.

Aus der Fülle der uns zur Verfügung stehenden oralen Antidiabetika sollen zwei Sulfonylharnstoffe, Gliquidon und Glibenclamid, als Beispiele besprochen werden.

3.1 Gliquidon (Glurenorm)

Die Metabolisierung von Gliquidon verläuft in der Urämie ungestört; bei den Metabolisierungsvorgängen handelt es sich um Demethylierungs- bzw. Hydroxylierungsvorgänge am Zyklohexyl-

ring. Das Gliquidon ist zu 99% eiweißgebunden. Untersuchungen
über Änderung der Eiweißbindung in der Niereninsuffizienz
liegen nicht vor. Die Elimination von Gliquidon erfolgt zu über
95% über die Leber. Einige zum Teil nicht bekannte Metabolite
werden über den Urin ausgeschieden. Im Falle einer Niereninsuffizienz ist es immer von Interesse zu wissen, ob diese
Metabolite kumulieren, ob sie selber eine blutzuckersenkende
Wirkung haben und ob sie möglicherweise die Muttersubstanz aus
ihrer Eiweißbindung verdrängen. Die Untersuchungen bei
Gliquidon haben gezeigt, daß mit einer Kumulation, einer
hypoglykämisierenden Wirkung der Metaboliten bzw. einer
Verdrängung der Muttersubstanz aus der Eiweißbindung nicht zu
rechnen ist [6].

3.2 Glibenclamid (Euglucon 5)

Glibenclamid wird durch Hydroxylierung in der Leber vollständig
umgewandelt, der wichtigste Metabolit ist das in Stellung 4 am
Zyklohexylring oxydierte Hydroxyglibenclamid. Ebenso wie beim
Gliquidon verläuft auch beim Glibenclamid die Metabolisierung
in der Urämie ungestört. Die Eiweißbindung liegt bei weit über
99%; der freie, pharmakologisch wirksame Anteil, wird teilweise
nur mit 0,17% angegeben. Detaillierte Untersuchungen zur
Eiweißbindung in der Urämie und mögliche Beeinflußung durch
kumulierende Metabolite liegen nicht vor. Die Angaben zur
hypoglykämisierenden Wirkung des 4-Hydroxyglibenclamid sind
etwas widersprüchlich. Fabre [8] konnte in Experimenten,
allerdings an Ratten, zeigen, daß der Hauptmetabolit des
Glibenclamid eine erhebliche blutzuckersenkende Wirksamkeit hat
und die ED_{30}-Dosis, d.h. also diejenige Menge, die zu einem
Blutzuckerabfall um 30% führt, nur um einen Faktor 6,5 höher
war als die ED_{30}-Dosis des Glibenclamid selber. Schmidt fand
nach Applikation von 1 mg Hydroxyglibenclamid i.v. eine nur
geringe Insulinfreisetzung und Blutzuckersenkung [7].
Diese Untersuchungen wurden am Menschen durchgeführt und
dürften daher für die klinischen Belange die größere Aussage-
kraft haben. Eine detaillierte Pharmakokinetik des Hydroxy-
glibenclamids bei eingeschränkter Nierenfunktion liegt zur Zeit
nicht vor. Da nach intravenöser Applikation von Glibenclamid
bei der Niereninsuffizienz ein verzögerter Abfall der Radioaktivität festgestellt wird und Glibenclamid vollständig in
seine Metaboliten umgewandelt wird, muß man annehmen, daß es zu
einer Kumulation von Hydroxyglibenclamid in der Niereninsuffizienz kommt.
    Das Problem überraschend auftretender Hypoglykämien unter
Sulfonylharnstoffbehandlung bei eingeschränkter Nierenfunktion
läßt sich jedoch nicht ausschließlich durch mögliche Änderungen
der Pharmakokinetik erklären; eine abnorm starke, unerwartete
Wirkung eines Pharmakons kann auch zustandekommen durch eine
Änderung der Pharmakodynamik, d.h. die Einwirkung eines
Pharmakons auf den Organismus wird abgewandelt (Abb. 5). Neben
der veränderten Halbwertszeit des endogen freigesetzten
Insulins spielt die noch vorhandene Ansprechbarkeit der
Betazelle wohl die größte Rolle. Da die meisten dieser, die
Arzneimittelwirkung modifizierenden Faktoren im Regelfalle
unbekannt sind, wird es in der Therapie des Diabetes mellitus

- Interaktion Pharmakon-Betazelle
  (Ruhepotential, PTH, Ca^{2+}, ß$_2$-adrenerge Mechanismen)
- Insulin-Halbwertszeit, Proinsulin ↑
- Insulinrezeptoren (Hepatozyten ↓)
  Glucagonrezeptoren ↑
- Gluconeogenese ↑ (In Einzelfällen ↓↓)
- Defekte sympathische Gegenregulation

Abb. 5. Zusätzliche ungeklärte Probleme bei der Wirkung der Sulfonylharnstoffe in der Niereninsuffizienz

mit oralen Antidiabetika wohl auch keine rechnerisch abgeleiteten und auf Pharmakokinetik basierenden Dosierungsrichtlinien geben können. Durch die leichte Erfassung der Arzneimittelwirkung in Form einer Blutglucose-Bestimmung besteht in der Praxis hierfür auch keine Notwendigkeit.

4. Insulin-Therapie

Die Halbwertszeit von endogenem oder auch exogenem Insulin ist in der Nierensuffizienz verlängert. Injiziert man beispielsweise einem niereninsuffizienten Patienten Insulin, so läßt sich feststellen, daß in Abhängigkeit von dem Schweregrad der Niereninsuffizienz die Halbwertszeit dieses Insulins verlängert ist [9]. Das gilt auch für das endogene, durch Sulfonylharnstoffe freigesetzte Insulin. Die Niere baut bis zu 33% von exogen zugeführtem Insulin ab. Für das endogene Insulin wurde errechnet, daß beim Menschen innerhalb von 24 Std 6-8 I.E. durch die Nieren entfernt werden. Bei der Niereninsuffizienz ist das nicht mehr der Fall und erklärt, warum beispielsweise ein Diabetiker, der niereninsuffizient wird, im Regelfall "insulinempfindlicher" wird. Dieser Befund erklärt aber auch, warum ein niereninsuffizienter Patient auf die Gabe oraler Antidiabetika mit einer stärkeren Blutzuckersenkung reagiert als ein Nierengesunder [10].
    Welche Konsequenzen ergeben sich nun aus dem bisher Gesagten für die Therapie des Diabetes mellitus bei Niereninsuffizienz?
1. Bei einem neu entdeckten Diabetes (Erwachsenen-Typ) sollte zunächst der rigorose Versuch einer diätetischen Einstellung gemacht werden. Bei unzureichendem Erfolg und einer GFR von unter 60 ml/min, d.h. einem Plasma-Kreatinin von über 1,5 mg%, sollten aus Gründen der therapeutischen Sicherheit orale Antidiabetika vom Chloramphenicol-Typ zur Anwendung kommen. Abwandlungen der Pharmakokinetik mit der Folge einer erhöhten Konzentration an pharmakologisch aktiven Substanzen, sei es Muttersubstanz oder Metabolite, dürfen nicht zu erwarten sein. Für die Dosierung gilt ganz allgemein die Faustregel: "start low, go slow". Es ist zu empfehlen, daß die von den Herstellern angegebenen Anfangsdosen zu Beginn der Therapie noch unterschritten werden. Die Dosissteigerung sollte nur langsam erfolgen.
2. Bei bekanntem insulinpflichtigen Diabetes und progredienter Niereninsuffizienz sind wegen der sich verlängernden Halbwerts-

zeit des Insulins häufigere Stoffwechselkontrollen angebracht.
Eine Reduzierung der Insulindosis zur Vermeidung der Hypoglyk-
ämiegefahr kann erforderlich sein.
3. Die Problematik der Biguanid-Therapie bei eingeschränkter
Nierenfunktion besteht praktisch nicht mehr, nachdem die beiden
wichtigsten Biguanid-Präparate Buformin und Phenformin aus dem
Handel gezogen wurden und die Verabreichung des noch verfügbaren Metformins einer strengen Kontrolle unterliegt.

Literatur

1. Schulz E (1968) Schwere hypoglykämische Reaktionen nach den
   Sulfonylharnstoffen Tolbutamid, Carbutamid und Chlorpropamid.
   Arch Klin Med 214:135162
2. Berger W (1971) 88 schwere Hypoglykämie-Zwischenfälle unter der
   Behandlung mit Sulfonylharnstoffen. Schweiz Med Wochenschr 71:1013-1022
3. Deppermann D, Heidland A, Ritz E, Hörl W (1978) Lactat-Azidose -
   eine mögliche Komplikation der Buformin-Therapie. Klin Wochenschr
   56:843-853
4. Vernet A, Fabre J, Mulli J-C (1975) Facteurs de risque artériel
   et rénal dans le diabète. Schweiz Med Wochenschr 105:296-303
5. Zermatten A, Heptner W, Delaloye B, Séchaud R, Felber J-P (1977)
   Extrapancreatic effect of glibenclamide: Stimulation of duodenal
   insulin-releasing activity (DIRA) in man. Diabetologia 13:85-88
6. Kopitar Z, Koss F-W (1975) Pharmakokinetisches Verhalten von
   Gliquidon (AR-DF 26), einem neuen Sulfonylharnstoff. Arzneim-Forsch
   (Drug Res) 25:1933-1938
7. Schmidt FH (197.) Plasma levels and excretion of glibenclamide
   in renal insufficiency. In: Atti delle Giornate di Diabetologia del
   Mediterraneo, Vouliagmeni 1-3 Novembre 1975, Publicazione a cura
   della Boehringer Biochemia s.r.1 Milano
8. Fabre J, Balant L, Loutan L, Samimi H (1978) Hypoglycemic activity
   of the main metabolite of glibenclamide: Influence of renal insufficiency. Kidney Int 12:435 (Abstracts)
9. Hilpert C, Willig F, Huber W, Schulz E, Schulz O, Hrstka V, Schmidt FH
   (1975) Plasma-Spiegelverläufe von Insulin nach intravenöser Gabe bei
   Patienten mit Niereninsuffizienz. Klin Wochenschr 51:136-137
10. Gonzales RA, Livstone E, Sinclair C, Khurana RC, Jung Y, Wolinsky A,
    Danowski TS (1972) Enhanced response to tolbutamide in uremia. Acta
    Diabetol Lat 9:373-386

Neue Gesichtspunkte zur Digitalistherapie bei Niereninsuffizienz*

P. Kramer, Göttingen

Bei der Konfrontation mit einem herzinsuffizienten Patienten,
der gleichzeitig eine Niereninsuffizienz hat, muß der behandelnde Arzt drei Fragen klären:
1. Ist eine Digitalistherapie unter Berücksichtigung des
   Risikos indiziert?
2. Welches Herzglykosid soll verabreicht werden?
3. Wie soll das ausgewählte Herzglykosid dosiert werden?
Zur Beantwortung dieser drei Fragen sollen im folgenden einige
neue bzw. weniger beachtete Gesichtspunkte zur Diskussion
gestellt werden.

1. Digitalistherapie bei Niereninsuffizienz: Pro und Contra

Grundsätzlich gilt bei Patienten mit Niereninsuffizienz, daß
eine Digitalistherapie möglichst nur bei manifester Herzinsuffizienz eingeleitet werden sollte. Das Risiko von Nebenwirkungen ist nach unseren bisherigen Erfahrungen bei chronisch
kompensierter Niereninsuffizienz nicht höher als bei nierengesunden Herzkranken, sofern die für einige Herzglykoside
notwendige Dosisreduzierung berücksichtigt wird. Bei akutem
Nierenversagen hingegen und auch bei beginnender chronischer
Niereninsuffizienz muß man mit raschen Änderungen der Digitalistoleranz rechnen, wenn z.B. gleichzeitig hohe Dosen Diuretica
verabreicht werden oder das akute Nierenversagen von der oligo-
anurischen in die polyurische Phase übergeht. Aus diesen
Gründen führen wir bei Patienten mit organischem akutem
Nierenversagen eine Digitalisierung nur als "ultima ratio"
durch. Bei Fällen mit funktionellem Nierenversagen infolge
Linksherzversagen hingegen ist die effektive Digitalisierung
gelegentlich die einzig ursächliche Therapie. Bei Dialysepatienten mit Herzinsuffizienz muß bei der Entscheidung für
eine Digitalistherapie die Kooperationsbereitschaft (zuver-
lässige Medikamenteneinnahme und Einhaltung einer kaliumarmen
Diät) mitberücksichtigt werden, denn das Risiko von Rhythmus-
störungen während der Dialyse läßt sich nur durch regelmäßige
Verabreichung von Puffersystemen (z.B. Acetolyt) und Ionenaus-
tauscherharzen (z.B. Sorbisterit) im behandlungsfreien
Intervall und durch Verwendung von möglichst physiologischen
Lösungen (Kalium-Konzentration: 4 mEq/l) bei der Dialyse bzw.
Hämofiltration in vertretbaren Grenzen halten.

---

* Mit Unterstützung der Deutschen Forschungsgemeinschaft im Rahmen des
SFB-89 Kardiologie Göttingen

Grundsätzlich sollte sich der behandelnde Arzt bei jeder
Digitalisierung nach einiger Zeit die Frage beantworten, ob
eine Besserung der Herzinsuffizienz durch die Verabreichung
des Herzglykosides erreicht wurde. Kann diese Frage nicht
eindeutig mit ja beantwortet werden, sollte man die Erhaltungsdosis unter Plasmaspiegelkontrolle erhöhen oder die
Therapie absetzen.

2. *Wahl des Herzglykosides bei Niereninsuffizienz*

Bei der Entscheidung, welches der Herzglykoside man bei
Patienten mit Niereninsuffizienz verwenden sollte, muß
Strophanthin ausgeklammert werden, denn dieses Medikament ist
*bei jedem Grad von Niereninsuffizienz wegen der geringen
therapeutischen Breite und der starken zusätzlichen Kumulation
kontraindiziert*[10, 12, 13]. Für die Wahl zwischen den übrigen
Herzglykosiden gibt es zwei Gesichtspunkte, die berücksichtigt
werden müssen:
1. Steuerbarkeit des "Digitalisierungsgrades" durch Variation
   der oralen Erhaltungsdosis
2. Beurteilung des "Digitalisierungsgrades" durch Messung der Plasmakonzentration.

2.1 *Steuerbarkeit des "Digitalisierungsgrades"*

Die Steuerbarkeit des "Digitalisierungsgrades" wird bestimmt
durch die
a) Höhe der Resorptionsquote
b) Eliminationshalbwertszeit
c) zusätzliche Kumulation bei Niereninsuffizienz
d) Metabolisation.

2.1.1 Intestinale Resorption

Inter- und intra-individuelle Schwankungen der vom Inte-
stinaltrakt resorbierten Menge eines Herzglykosides sind
um so geringer, je höher die mittlere Resorptionsquote (in Pro-
zent der verabreichten Menge) ist. Für diesen Gesichtspunkt -
je höher die Resorption, um so sicherer die Glykosidtherapie -
gilt folgende Reihenfolge: Digitoxin (~ 98%), Methyl-Digoxin
(~ 90%), Digoxin (~ 80%), Methyl-Proscillaridin (~ 70%).

2.1.2 Eliminationsgeschwindigkeit

Um den "Digitalisierungsgrad" eines Patienten in der Praxis
optimal steuern zu können, ist eine Halbwertszeit von etwa zwei
Tagen (Abklingquote ~ 25%) wünschenswert. Diese Bedingungen
erfüllt bei Niereninsuffizienz nur Methyl-Proscillaridin (2,32),
während Digoxin (Methyl-, Acetyl-Digoxin) eine Halbwertszeit
von etwa vier Tagen (Abklingquote ~ 12%) und Digitoxin von etwa
acht Tagen (Abklingquote ~ 6%) aufweist [4, 5, 11, 13].

2.1.3 Zusätzliche Kumulation bei Niereninsuffizienz

Beim Übergang von normaler auf gestörte Ausscheidungsfunktion
der Nieren sollte nach Möglichkeit keine zusätzliche Kumulation
eines Herzglykosides erfolgen, weil sich hierdurch die Gefahr
einer Überdosierung erhöht. Nur bei Verwendung von Methyl-
Proscillaridin [2] und Digitoxin [11, 13] wird keine Änderung
der Plasmaeliminationshalbwertszeit beobachtet, wenn die Nieren
versagen. Beim Digoxin und seinen Derivaten verlängert sich die
Eliminationshalbwertszeit von etwa zwei auf vier Tage.

2.1.4 Metabolisation

Der Abbau eines Herzglykosides als Ausscheidungsweg erschien
uns früher für die Anwendung eines Medikamentes bei Niereninsuffizienz als besonders wünschenswert [16]. Heute wissen wir,
daß der Metabolismus eines Medikamentes stärkeren Schwankungen
unterworfen ist als die Ausscheidung des unveränderten
Herzglykosides über Niere, Leber und Darm [22]. Durch die
Retention von Metaboliten mit weitgehend unbekannter Restwirk-
samkeit entsteht bei Niereninsuffizienz eine unübersichtliche
Situation, die sich auch auf die Möglichkeit der Therapiekontrolle durch Plasmaspiegelbestimmung negativ auswirkt.
Insofern besteht heute die Tendenz, stabilen Medikamenten, die
unverändert, meistens renal, ausgeschieden werden, den Vorzug
zu geben, auch wenn diese bei Niereninsuffizienz kumulieren.
Mit der Zunahme an Erfahrungen über die bei Niereninsuffizienz
notwendige Dosisreduzierung wird man Medikamente aufgeben
müssen, bei denen man sich auf einen unkontrollierbaren Abbau
zu mehr oder weniger wirksamen Metaboliten verlassen muß. Diese
Situation liegt bei Anwendung von Methyl-Proscillaridin [26]
und weniger ausgeprägt auch beim Digitoxin [22, 29, 33] vor,
während Digoxin weitgehend unverändert ausgeschieden wird und
insofern eine übersichtliche Therapie erlaubt [18].

2.2 Beurteilung des "Digitalisierungsgrades"

Nach der Anamnese, der klinischen Untersuchung und der Analyse
des EKGs ist die Messung der Plasmakonzentration der Herzglykoside eine Hilfe zur Beurteilung des "Digitalisierungsgrades". Dies gilt in besonderem Maße bei Patienten mit
Niereninsuffizienz, da diese nach unseren bisherigen Erfahrungen in Bezug auf die Plasmakonzentration eine erhöhte Toleranz
gegenüber Herzglykosiden aufweisen [15].
   Bei Verwendung von Methyl-Proscillaridin gibt es in der
Praxis keine Möglichkeit zu einer Therapiekontrolle durch
Messung der Plasmakonzentration. Eine aus dem Plasma extra-
hierte Herzwirksamkeit bzw. Aktivität der verschiedenen
Metaboliten kann zwar mit dem ^{86}Rubidium-Erythrocyten-Assay
gemessen werden [16], diese Methode ist aber nur für die
Forschung geeignet. Für Digoxin und Digitoxin hingegen existie-
ren etablierte Routinemethoden zur Plasmaspiegelbestimmung. Da
aber bei der radioimmunologischen Messung von Digoxin und
Digitoxin im Plasma immer nur die Gesamtkonzentration erfaßt
wird, andererseits nur der nicht an Plasmaeiweiß gebundene
Anteil herzwirksam ist, muß insbesondere der Aussagewert eines
Plasma-Digitoxins, von dem normalerweise 94% inaktiv sind, in

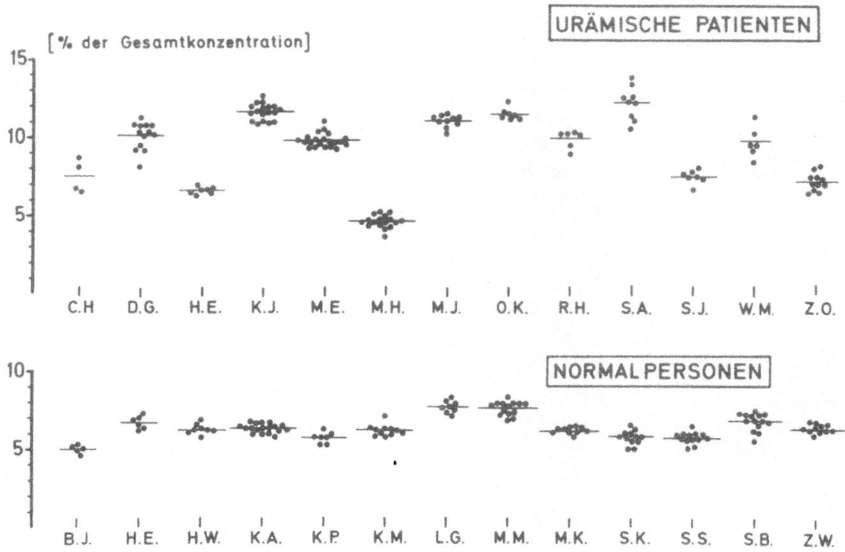

Abb. 1. Freies Plasma-Digitoxin bei urämischen Dialysepatienten nach dem
längsten therapiefreien Intervall vor Beginn der Dialysebehandlung, und zum
Vergleich die Werte von Normalpersonen gleichen Geschlechtes und annähernd
gleichen Alters und Körpergewichtes

Frage gestellt werden. Dies gilt besonders bei Patienten mit
Niereninsuffizienz, da hier die Eiweißbindung reduziert ist.

Abbildung 1 zeigt die ungebundene Fraktion des Plasma-
Digitoxins bei 13 Hämodialysepatienten und 13 Normalpersonen
vergleichbaren Alters, Körpergewichtes und Geschlechtes. Die
freie Fraktion wurde mit der Ultrafiltrationskammer nach
Paschen [20] mit einer regenerierten Cellulosemembran unter
anaeroben Bedingungen gemessen, wobei die Blutentnahmen jeweils vor Beginn der Dialyse nach dem längsten therapiefreien
Intervall (3-4 Tage) durchgeführt wurden.

Bei den urämischen Patienten lag die freie Fraktion des
Plasma-Digitoxins im Durchschnitt doppelt so hoch wie bei den
Normalpersonen. Ähnliche Untersuchungsergebnisse hatten wir
schon früher mit der Rezirkulationsdialyse unter in vivo Bedingungen [14] gemessen. Außerdem wurden ähnliche Ergebnisse
von Schoeman und Azarnoff [28] und von Hawlina und Rahn [8] gefunden. Storstein [30] beobachtete hingegen nur während der
Hämodialyse eine Abnahme der Eiweißbindung für Digitoxin. Unter
Berücksichtigung der Tatsache, daß aber mittlerweile auch für
andere Medikamente wie Acetylsalicylsäure, Phenylbutazon,
Diphenylhydantoin, Thyiopentone, Sulfadiazine und Benzyl-
penicillin [1, 6, 24] eine reduzierte Eiweißbindung gemessen
wurde und außerdem Saito et al. [27] ein bei Urämie abnormes
Plasma-Albumin nachweisen konnten, ist es berechtigt, aus
unseren Ergebnissen Schlußfolgerungen für die Praxis der Digitalisierung zu ziehen:

Abbildung 1 kann man entnehmen, daß bei den Urämikern die
freie Fraktion großen Schwankungen von 5 bis 13% unterworfen

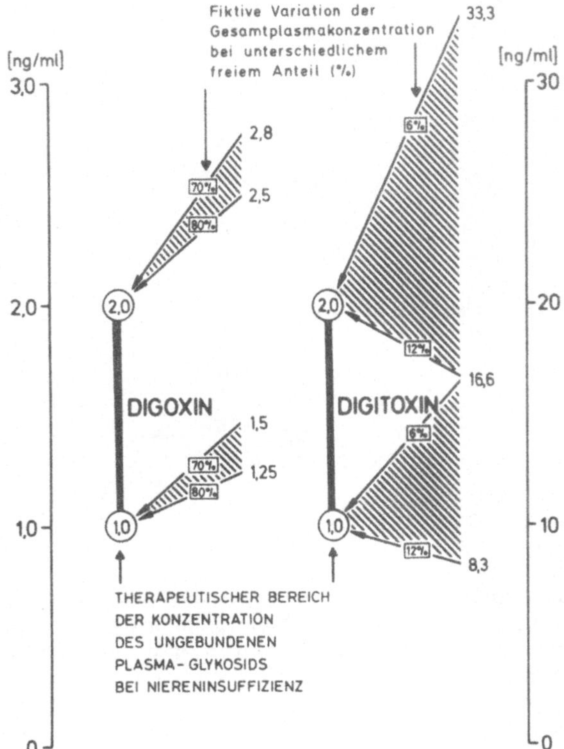

Abb. 2. Fiktives Beispiel zur Demonstration der Unterschiede in der Therapiekontrolle bei Anwendung von Digoxin und Digitoxin unter Berücksichtigung der bei urämischen Patienten stark variierenden freien Fraktion im Plasma

ist. Die Gesamtplasmakonzentration gibt uns daher bei Niereninsuffizienz wenig Auskunft über die wirksame freie Konzentration von Digitoxin. Die Problematik ist vereinfacht an einem fiktiven Beispiel in Abbildung 2 veranschaulicht. Wir können aufgrund unserer bisherigen Beobachtungen davon ausgehen, daß wegen der erhöhten Digitalistoleranz bei Niereninsuffizienz [15] der therapeutische Bereich der Konzentration des ungebundenen Herzglykosides im Plasma sowohl für Digoxin als auch für Digitoxin zwischen 1,0 und 2,0 ng/ml liegt. Die obere Grenze des therapeutischen Bereichs wird bei Verwendung von Digoxin bei Gesamtplasmakonzentrationen zwischen 2,5 und 2,8 ng/ml erreicht, je nachdem, ob der ungebundene Anteil des Plasmaherzglykosides 80% oder 70% beträgt; bei Verwendung von Digitoxin hingegen kann die obere Grenze des therapeutischen Bereichs des ungebundenen Digitoxins bei Gesamtplasmakonzentrationen zwischen 16,6 und 33,3 ng/ml erreicht sein, je nachdem, ob der ungebundene Anteil des Plasmadigitoxins 12% oder 6% ausmacht. Um es noch mehr zu verdeutlichen: bei einem Gesamtplasmadigitoxin von 16,6 ng/ml kann im Einzelfall die Konzentration im Plasmawasser an der oberen Grenze oder an der unteren Grenze des therapeutischen Bereiches liegen. Mit anderen Worten: eine Therapiekontrolle durch Messung der Gesamtplasmakonzentration ist bei Verwendung von Digitoxin nur sehr beschränkt möglich.

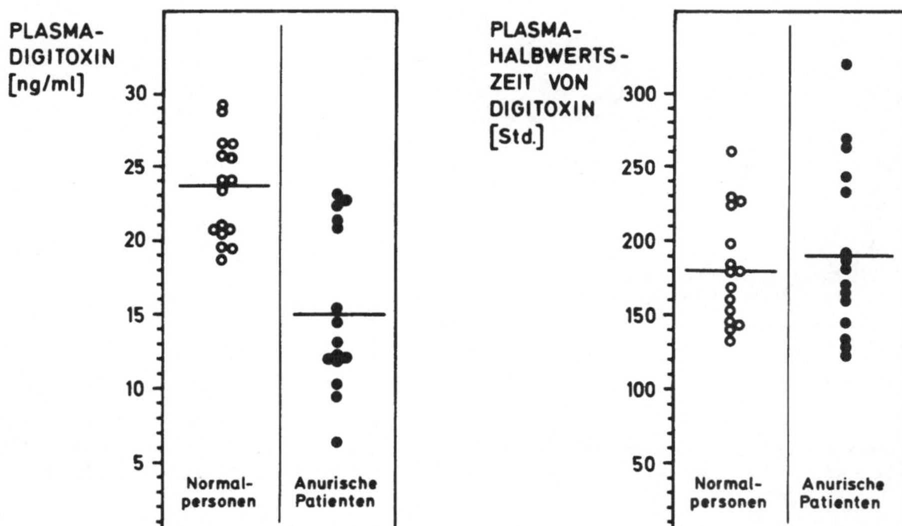

Abb. 3. Steady-state-Plasma-Konzentration und Eliminationshalbwertszeit
von Digitoxin bei Normalpersonen und anurischen Dialysepatienten

Die Situation wird noch komplizierter, wenn man davon ausgeht, daß nicht
nur die Plasmaeiweißbildung, sondern auch die Zelleiweißbindung für
Digitoxin - wie das bereits für Digoxin nachgewiesen wurde [25, 31] -
vermindert ist; denn dies führt zu einer Verkleinerung des Verteilungs-
volumens (V_d) und sollte eine Verkürzung der Eliminationshalbwertszeit
($t/2 = \ln 2 \cdot V_d/C_{tot}$) zur Folge haben.

Wie man Abbildung 3 entnehmen kann, haben wir keine Unterschiede in der
Eliminationshalbwertszeit zwischen Normalpersonen und anurischen Patienten
beobachtet, obwohl durch Fehlen des renalen Exkretionsweges die totale
Clearance (C_{tot}) sicherlich eingeschränkt ist. Als einfachste Erklärung
bietet sich an, daß die Abnahme von C_{tot} bei Urämie proportional der
Abnahme von V_d ist. Problematisch bleibt entsprechend Abbildung 3, daß bei
den meisten Urämikern deutlich niedrigere steady-state-Plasmakonzentrationen
beobachtet wurden, ein Befund, den auch schon Rasmussen et al. [23]
erhoben hatten. Da fast alle Urämiker größere Mengen Aluminiumhydroxyd
einnehmen müssen, lag der Verdacht nahe, daß dieser Phosphatbinder die
intestinale Resorption von Digitoxin behindert. Wir haben daher bei fünf
Versuchspersonen nach Einnahme von 0,5 mg Digitoxin einmal mit und einmal
ohne 20 Kapseln Alucap die Plasmakonzentrationen radioimmunologisch
gemessen. Wie man Abbildung 4 entnehmen kann, lagen die mittleren Konzentrationen unter Einnahme von Aluminiumhydroxyd nicht niedriger als die
Kontrollwerte. Die niedrigen steady-state-Konzentrationen des Plasma-
Digitoxins bei den Urämikern (Abb. 3) werden u.a. durch die beschleunigte
Elimination (E) infolge der erheblich angestiegenen freien Plasmakonzentration (P_x) erklärt ($E = C_{tot} \cdot P_x$). Zur Veranschaulichung wählen wir
wieder ein fiktives Beispiel, in dem eine Gesamtplasmakonzentration (P_{tot})
von 25 ng/ml bei einer Eiweißbindung (β) von 6% eine freie Konzentration P_x
= 25 $\cdot$ β/100 = 1,5 ng/ml ergibt. Verdoppelt sich die freie Fraktion auf
12%, wird die freie Konzentration 3 ng/ml betragen und zu einer Verdoppe-
lung der Eliminationsrate führen. Nehmen wir an, daß sich ein neues
Gleichgewicht bei einer freien Konzentration von 2 ng/ml einstellt, würde

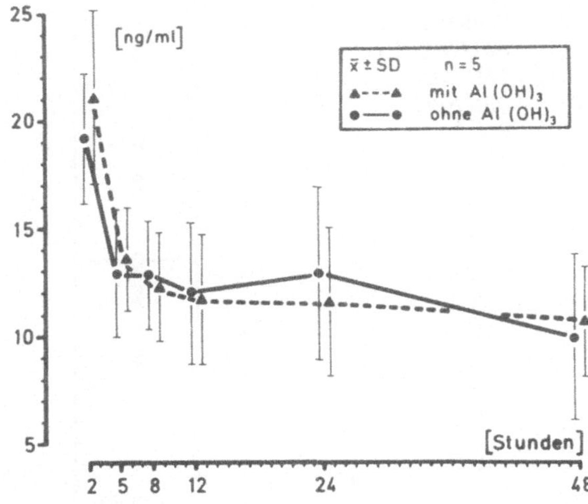

Abb. 4. Plasma-Digitoxin-Konzentration nach Einnahme von 0,5 mg Digitoxin mit und ohne 20 Kapseln Aluminiumhydroxyd

das zu einem Abfall der Gesamtplasmakonzentration von 25 auf P_{tot} = 2,0 · 100/12 = 16,6 ng/ml führen. Trotz Abnahme der Gesamtplasmakonzentration hat die freie wirksame Konzentration von Digitoxin zugenommen.

Diese Rechenbeispiele bestätigen erneut, wie schwierig die Beurteilung des "Digitalisierungsgrades" bei Verwendung von Digitoxin ist. Die Tatsache, daß Digitoxin bisher bei den Klinikern, die Dialysepatienten betreuen, einen guten Eindruck hinterlassen hat, beruht u.E. lediglich darauf, daß die meisten anurischen Dialysepatienten mit einer normalen Erhaltungsdosis unterdigitalisiert sind und daher selten Überdosierungserscheinungen aufweisen. Entsprechend den Verhältnissen beim Diphenylhydantoin [17] muß für die effektive Digitalisierung beim niereninsuffizienten Patienten mehr Digitoxin verabreicht werden als beim Nierengesunden. Dies gilt insbesondere unter Berücksichtigung der nach unseren Beobachtungen erhöhten Digitalistoleranz in Bezug auf die Plasmakonzentration [15].

Für die Beurteilung des "Digitalisierungsgrades" anhand der Plasmakonzentrationen müssen nach unseren bisherigen Erfahrungen beim Urämiker zumindest für Digoxin andere therapeutische Bereiche zugrundelegt werden. Bei einer prospektiven Untersuchung (Einzelheiten der Methode [15]) über die Häufigkeit der Digitalisintoxikation bei Plasma-Digoxinwerten über 2 ng/ml fanden wir unter den Patienten mit einem Plasma-Kreatinin über 3 mg/100 ml nur fünf von 55 mit manifesten Zeichen einer digitalisinduzierten Toxizität. Auf der anderen Seite hatten 50 von 83 Patienten mit normalem Plasma-Kreatinin Zeichen der Digitalistoxizität oder Digitalisimprägnation. In Abbildung 5 sind außerdem Patienten mit normalem Plasma-Digoxin aufgeführt, die eindeutige Zeichen der digitalisinduzierten Toxizität aufwiesen. Auch hier fand sich eine Häufung unter Patienten mit normaler Nierenfunktion. Aufgrund dieser Ergebnisse kann man die Schlußfolgerung ziehen, daß die Toleranz gegenüber Herzglykosiden bei Patienten mit Niereninsuffizienz, bezogen auf die Plasmakonzentration, erhöht ist. Ob man bei niereninsuffizienten Patienten auch höhere Plasmakonzentrationen als bei Nierengesunden anstreben muß, um einen positiv inotropen

64

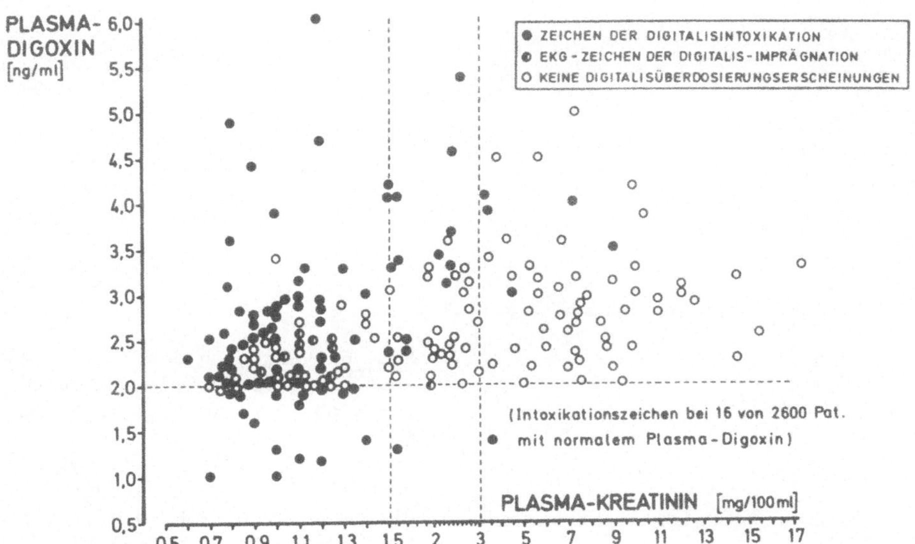

Abb. 5. Häufigkeit der Digitalis-induzierten Toxizität in Relation zur Höhe des Plasma-Kreatinins

Effekt zu erreichen, ist noch nicht endgültig beantwortet, da die Anzahl der bisher vorliegenden Untersuchungsergebnisse [15] zu gering ist.

Zusammenfassend muß man unter Berücksichtigung aller diskutierten Gesichtspunkte das Digoxin dem Digitoxin vorziehen, sofern eine effektive Digitalisierung mit optimaler Therapiekontrolle angestrebt wird. Die Argumentation, daß Digitoxin bei Urämikern praktisch nie zu Überdosierungserscheinungen führe und daher ein "narrensicheres" Präparat sei, ist u.E. nicht mehr stichhaltig.

3. Dosierung von Digoxin bei Niereninsuffizienz

Die meisten Dosierungsempfehlungen für Digoxin bei Patienten mit Niereninsuffizienz basieren auf der mehr oder weniger meßbaren Einschränkung der exkretorischen Nierenfunktion, wie sie sich im Anstieg des Plasma-Kreatinins oder der Abnahme der Kreatinin-Clearance äußert. Die wichtigsten Empfehlungen für eine Dosierung der Erhaltungsdosis von Digoxin sind in Abbildung 6 für etwa 45jährige Patienten graphisch dargestellt. Für die Autoren Jeliffe und Brooker [9], Ohnhaus et al. [19] und Gault et al.[7] gibt es eine lineare Beziehung zwischen der Dosisreduzierung und der Einschränkung der glomerulären Filtrationsrate. Mittlerweile liegen Untersuchungen vor, die belegen, daß in der klinischen Praxis Kreatinin-Clearance-orientierte Dosisempfehlungen für Digoxin nur eine geringe Hilfe bieten, auch wenn man zusätzlich das Geschlecht, das Körpergewicht, die Körpergröße und das Alter

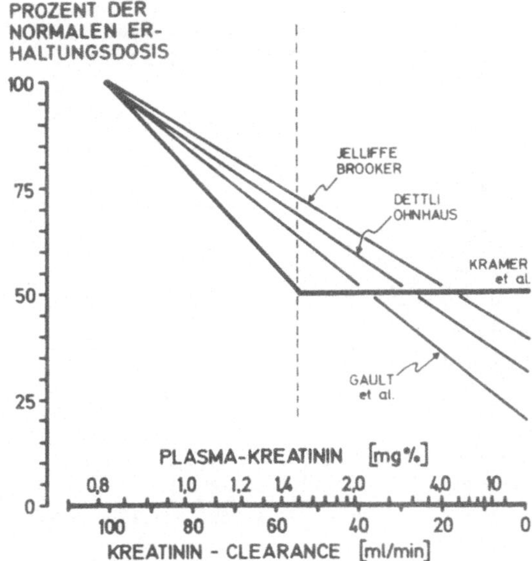

Abb. 6. Vergleich der Dosierungsempfehlung verschiedener Autoren für Digoxin in Abhängigkeit vom Grad der Niereninsuffizienz. Die Kreatinin-Clearance-Skala gilt unabhängig vom Lebensalter; die Plasma-Kreatinin-Skala gilt für ein Lebensalter von etwa 45 Jahren

berücksichtigt [21, 34]. Das Hauptargument gegen eine schematische Verwendung von Nomogrammen, die sich an der Kreatinin-Clearance orientieren, ist die Tatsache, daß bei Patienten mit Niereninsuffizienz nicht nur die glomeruläre Filtrationsrate, sondern zusätzlich die Eiweißbindung, das Verteilungsvolumen, der Metabolismus und die Myokardempfindlichkeit verändert sind. Aufgrund unserer bisherigen Erfahrungen empfehlen wir bei allen Patienten mit einem erhöhten Serum-Kreatinin (über 1,5 mg/100 ml) von Digoxin eine normale Initialdosis und 50% der normalen Erhaltungsdosis zu verabreichen. Die tägliche Dosis muß dann in erster Linie nach dem therapeutischen Effekt und erst in zweiter Linie nach der erzielten steady-state-Plasmakonzentration erhöht oder erniedrigt werden. Als Arbeitshypothese empfehlen wir zur Zeit für Patienten mit Niereninsuffizienz einen therapeutischen Bereich zwischen 1,4 und 2,8 ng/ml. In der Regel kann entsprechend Abbildung 6 die um 50% reduzierte Erhaltungsdosis bis zum Stadium der terminalen Niereninsuffizienz beibehalten werden, da die Einschränkung der exkretorischen Nierenfunktion durch eine Erhöhung der Digitalistoleranz kompensiert wird.

Literatur

1. Andreasen F (1973) Protein binding of drugs in plasma from patients with acute renal failure. Acta Pharmacol Toxicol 32:417
2. Beckmann H, Belz GG, Quellhorst E (1978) Die Eliminationsgeschwindigkeit von Meproscillarin nach wiederholter Applikation bei Patienten mit eingeschränkter Nierenfunktion. Arzneim-Forsch (Drug Res) 28 (I):565-567

3. Belz GG, Belz G (1978) Untersuchungen zur Pharmakokinetik von
   Meproscillarin. Arzneim-Forsch (Drug Res) 28 (I):535-539
4. Brass H, Philipps H (1970) Die Elimination von Acetyldigoxin
   und k-Strophanthin bei Niereninsuffizienz. Klin Wochenschr 48:972-978
5. Doherty JE, Flanigan WJ, Perkins WH, Ackermann GL (1967) Studies with
   tritiated digoxin in anephric human subjects. Circulation 35:298-303
6. Farell PC, Grib NL, Fry DL, Popovich RP, Broviac JW, Bab AL (1972) A
   comparison of in vitro and in vivo solute-protein binding interactions
   in normal and uremic subjects. Trans Am Soc Artif Intern Organs 18:268
7. Gault MH, Jeffrey JR, Chirito E, Ward LL (1976) Studies of digoxin
   dosage, kinetics and serum concentrations in renal failure and review
   of the literature. Nephron 17:161-187
8. Hawlina A, Rahn KH (1974) Die Beeinflussung der Plasmaeiweißbindung von
   Herzglykosiden durch Änderung der Nierenfunktion und durch Pharmaka.
   Vortrag anläßlich des 4. Kolloquiums über Klinische Pharmakologie und
   experimentelle Medizin in Göttingen
9. Jeliffe RW, Brooker G (1974) A nomogram for digoxin therapy. Am J Med
   57:63-68
10. Kramer P (1974) Digitalistherapie bei Niereninsuffizienz. Der Kassen-
    arzt 14:1688-1694
11. Kramer P (1977) Neue Untersuchungsergebnisse zur Wahl des Herzglykosids für
    Dialysepatienten. Verh Dtsch Ges Inn Med 82:1669-1672
12. Kramer P (1977) Digitalis pharmacokinetics and therapy with respect
    to impaired renal function. Klin Wochenschr 55:1-11
13. Kramer P, Horenkamp J, Willms B, Scheler F (1970) Das Kumulations-
    verhalten verschiedener Herzglykoside bei Anurie. Dtsch Med Wochenschr
    95:444-453
14. Kramer P, Köthe E, Saul J, Scheler F (1974) Uraemic and normal plasma
    protein binding of various cardiac glycosides under "in vivo" condi-
    tions. Eur J Clin Invest 4:53-58
15. Kramer P, Stroh E, Matthaei D, Teiwes F, Scheler F (1978) Increased
    digitalis tolerance in uremic patients. In: Bodem G, Dengler HJ (Hrsg.)
    Cardiac Glycosides. Springer, Berlin Heidelberg New York pp 304-313
16. Kramer P, Willms B, Horenkamp J, Scheler F (1969) Blutspiegelkinetik
    und renale Clearance von ^{3}H-Peruvosid. Klin Wochenschr 47:1157-1166
17. Letteri, JM, Melk H, Louis S, Kutt H, Durante P, Glazko A (1973)
    Diphenylhydantoin metabolism in uremia. N Engl J Med 285:648
18. Marcus FI, Kapadia GJ, Kapadia GG (1964) The metabolism of digoxin in
    normal subjects. J Pharmacol Exp Ther 145:203
19. Ohnhaus EE, Spring P, Dettli L (1974) Eliminationskinetik und Dosie-
    rung von Digoxin bei Patienten mit Niereninsuffizienz. Dtsch Med
    Wochenschr 99:1797-1803
20. Paschen K (1974) Die Bestimmung des Kalziums und seiner Fraktionen
    im Serum. Methoden, Normalwerte und klinische Bedeutung. Habili-
    tationsschrift, Eberhard-Karls-Universität Tübingen
21. Peck C, Sheiner L, Martin M, Combs T, Melmon KL (1973) Computer-
    assisted digoxin therapy. N Engl J Med 289:441-446
22. Norway A (1978) Pharmacokinetics of digitoxin in patients with chronic
    active hepatitis (Diskussionsbemerkung). In: Bodem G, Dengler HJ (ed)
    Cardiac Glycosides Springer, Berlin Heidelberg New York pp 71
23. Rasmussen K, Jervell J, Storstein L, Gjerdrum K (1972) Digitoxin
    kinetics in patients with impaired renal function. Clin Pharmacol Ther
    13:6-14

24. Reidenberg MM, Odar-Cederlöf L, Bahr C von, Borga O, Sjöqvist F (1971)
    Protein binding of diphenylhydantoin and desmethylimipramine in plasma
    from patients with poor renal function. N Engl J Med 285:264
25. Reuning RH, Sams RH, Notari RE (1973) Role of pharmacokinetics in drug
    dosage adjustment. I. Pharmacologic effect kinetics and apparent volume
    of distribution of digoxin. J Clin Pharmacol 13:127-141
26. Rietbrock N (1978) Metabolismus von Meproscillarin beim Menschen.
    Arzneim-Forsch (Drug Res) 28 (I) 540-545
27. Saito A, Yamamoto Y, Maeda K, Kobayashi K, Ohta K (1978) Abnormal
    conformation of albumin in uremia. Proc Europ Dial and Transplant
    Assoc XV. Pitman, London pp 628-629
28. Shoeman DW, Azarnoff DL (1972) The alteration of plasma proteins in uremia
    as reflected in their ability to bind digitoxin and diphenylhydantoin.
    Pharmacology 7:169
29. Storstein L (1973) The influence of renal function on the pharmaco-
    kinetics of digitoxin. In: Storstein O (ed) Digitalis. Gyldendal
    Norsk, Oslo pp 158-168
30. Storstein L (1978) Digitoxin pharmacokinetics in patients with renal
    disease. In: Bodem G, Dengler HJ (ed) Cardiac glycosides. Springer,
    Berlin Heidelberg New York pp 292-299
31. Szefler SJ, Jusko WJ (1973) Decreased volume of distribution of digoxin
    in a patient with renal failure. Res Commun Chem Pathol Pharmacol
    6:1095-1098
32. Twittenhoff WD, Brittinger WS, Decker DW, Belz GG, Schubert (1978)
    Zur Frage der Kumulation von Meproscillarin bei Niereninsuffizienz.
    Arzneim-Forsch (Drug Res) 28 (I): 562-565
33. Vöhringer HF, Rietbrock N (1978) Pharmacokinetics and metabolism of
    digitoxin in the human. In: Bodem G, Dengler HJ (ed) Cardiac glycosides.
    Springer, Berlin Heidelberg New York pp 64-71
34. Wagner JD, Yates JD, Willis PW, Sakmar E, Stoll RG (1974) Correlation
    of plasma levels of digoxin in cardiac patients with dose and measures
    of renal function. Clin Pharmacol Ther 14:329-338

Digitoxin in Renal Failure, Pro and Contra

L. Storstein, Oslo

In his "An account of the foxglove" William Withering [1]
wisely remarked:

"It is much easier to write
upon a disease
than upon a remedy.

The former is in the hands of Nature
and a faithful observer with
an eye of tolerable judgement
cannot fail to delineate a likeness.

The latter will ever be subject
to the whim,
the inaccuracies and
the blunder
of mankind."

Medical communication could be fast even in those days; in the
year following its publication in Birmingham, a German doctor
in Leipzig, Christian Friederich Michaelis, translated
Witherings work to German.

Digitoxin is the main cardioactive substance in the foxglove
and was the first glycoside to be purified in 1864. Although
digitoxin has been in clinical use for a long time our
knowledge of its pharmacokinetic properties is of recent date.
Determination of glycoside concentrations in blood and other
body fluids and investigation into the metabolic pattern of the
drug, have shown that digitoxin differ from other cardiac
glycosides in many respects. It is extensively bound to serum
albumin, around 97%, and is completely absorbed from the upper
part of the intestine. Distribution to tissue is relatively
slow, the volume of distribution (V_D) is 0.6 L/kg, and it has a
long elimination half time (T 1/2) of 6-8 days. The entero-
hepatic circulation plays an important role in the long
elimination half time of the drug. Digitoxin is extensively
metabolized to a number of active and inactive metabolites, but
unchanged drug still accounts for 1/3 of the amount excreted in
the urine in patients on maintenance treatment with the drug.
Around 50% of the drug is excreted through the kidneys and the
rest through the feces.

Renal failure changes digitoxin pharmacokinetics in many
respects and I will present a review of present day knowledge
of this subject.

1. Protein binding

1.1 Uremia

I found a serum digitoxin protein binding of 97.5% (SD 0.4) in
15 patients with a mean serum creatinine of 6.7 mg/100 ml and a
creatinine clearance of 19.9 ml/min [2]. Their serum protein
values were normal. In comparison, a control group of 51
patients with normal renal and hepatic function had a serum
digitoxin protein binding of 97.3% (SD 0.5). Peters and
associates [3], found a protein binding of 94.7% in 8 uremic
patients compared to 96.9% in 10 control subjects, (p < 0.05).
Their patients had a mean serum creatinine of 12.4 mg/100 ml
and a mean serum albumin of 3.1 g/100 ml. The uremic patients
studied by these authors had more severe renal failure than our
patients which may explain the discrepancy between the results.

1.2 Nephrotic syndrome

Serum protein binding was lower (p < 0.05) in 7 patients with
nephrotic syndrome (mean 96.2%, SD 1.4) compared to the control
group described above [4]. The reduction in serum digitoxin
protein binding in these patients can be explained by hypoalbu-
minemia as nephrotic patients had a mean serum albumin value of
2.4 g/100 ml. As can be seen from Figure 1, serum digitoxin

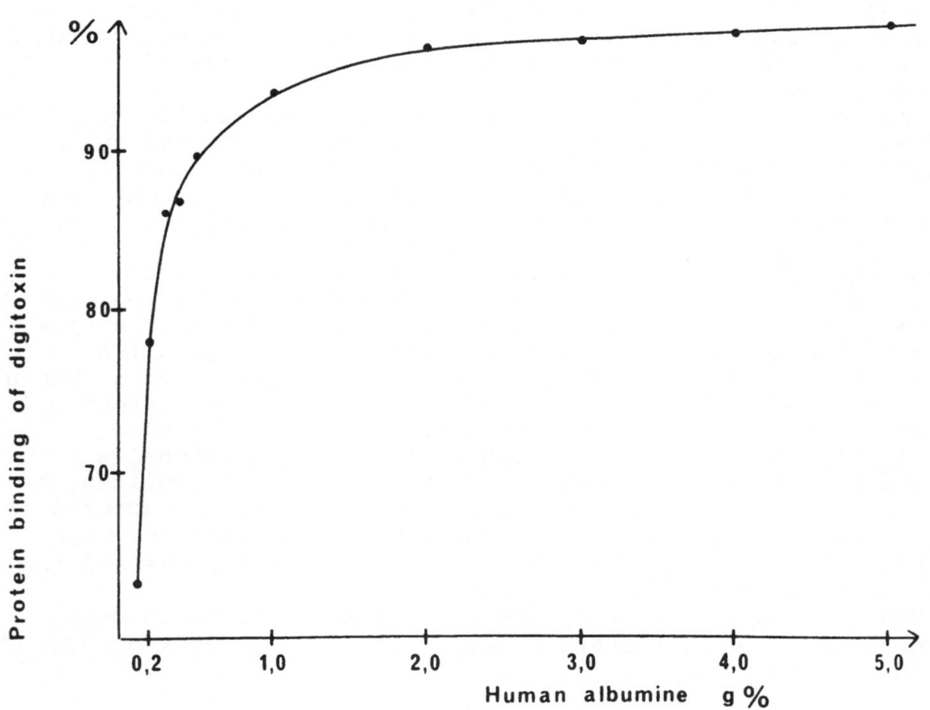

Fig. 1. Relationship between human albumin contents and protein binding of
digitoxin. Reprinted with permission from Clin Pharmacol Ther 20:9 (1976)

protein binding decreases with reduction in serum albumin values,
especially below 2 g/100 ml.Hypoalbuminemia per se thus influ-
ences serum digitoxin protein binding as well as the binding of
other drugs which predominantly bind to serum albumin.

1.3 Hemodialysis

Patients on treatment with hemodialysis have a normal serum
digitoxin protein binding before hemodialysis [3, 5]. Table 1

<u>Table 1.</u> Protein binding of digitoxin and digoxin in uraemic patients on
treatment with hemodialysis

Investigators and glycoside	Normal	Hemo-dialysis	p	Sample taken
Shoeman and Azarnoff (1972)				
Digitoxin	90.1 (0.5)	85.9 (0.7)	<0.001	Immediately before start After heparin?
Storstein (1973)				
Digitoxin	97.3 (0.5) (n = 51)	92.1 (4.5) (n = 20)	<0.0005	Mid-dialysis
Kramer et al. (1974)				
Digitoxin	93.7 (0.9) (n = 10)	88.3 (1.4) (n = 10)	<0.001	40 min after onset of haemo-diafiltration
Digoxin	29.4 (4.3) (n = 10)	21.3 (6.2) (n = 21)	<0.001	
β-methyldigoxin	29.8 (3.4) (n = 12)	19.0 (4.6) (n = 17)	<0.001	
Strophantin	0.5 (3.1) (n = 14)	1.1 (2.7) (n = 15)	NS	
Hawlina et al. (1974)				
Digitoxin	95.2 (1.2)	87.5 (1.2)	<0.01	?
Digoxin	18.6	7.5	<0.01	
Storstein (1976a)				
Digitoxin	97.3 (0.5) (n = 51)	97.1 (0.7) (n = 14)	NS	Before start and before heparin
Digoxin	24.2 (2.1) (n = 10)	23.5 (3.9) (n = 6)	NS	
Craig et al. (1977)				
Digitoxin	92.7 (0.2) (n = 6)	89.5 (2.9) (n = 8)	<0.05	Immediately be-fore start After heparin?
Peters et al. (1977)				
Digitoxin	96.9 (0.5) (n = 10)	96.2 (0.9) (n = 5)	NS	2 days after last dialysis

Reprinted with permission from Clinical Pharmacokinetics 2:230-233

summarizes data from the literature. We observed that the
protein binding of both digitoxin and digoxin changes markedly
during hemodialysis with a rapid initial rise in free drug
fraction which remained elevated throughout the dialyzing
period (Fig. 2). A similar change in the protein binding of

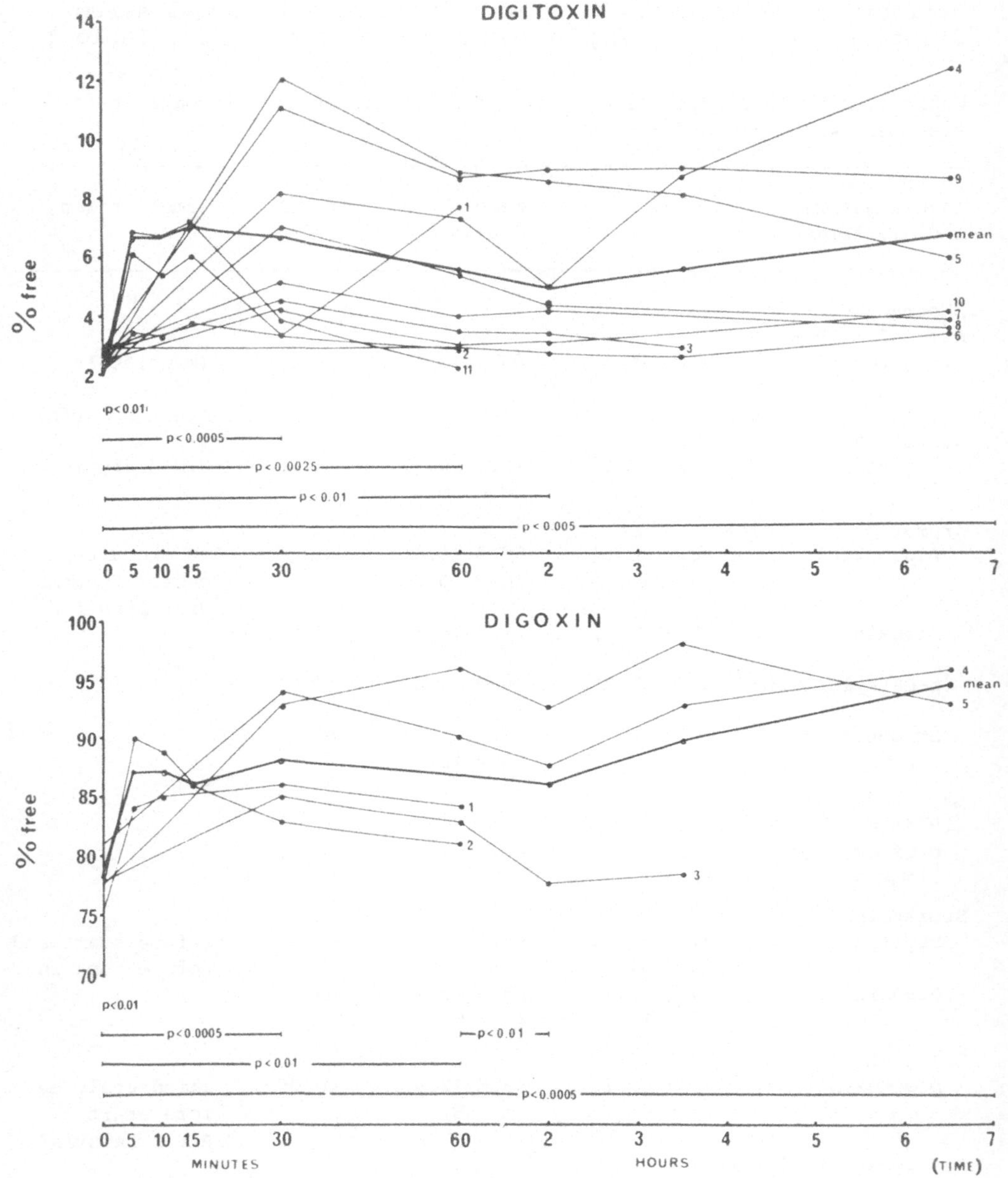

Fig. 2. Kinetic changes in digitoxin protein binding during hemodialysis.
The patients received a bolus dose of 5000 IU heparin at zero time and
1000-2000 IU/hr during the dialyzing period. Reprinted with permission from
Clin Pharmacol Ther 20:15 (1976)

72

digitoxin and digoxin can be induced in patients without renal
disease by injecting a bolus dose of 5000 I.U. heparin
intravenously. A concomitant rise in free fatty acids can be
seen in these patients. Heparin in vivo thus interacts with
digitoxin by releasing free fatty acids which either compete for
the binding sites on the albumin molecules or change the confor-
mation of albumin and thus its binding characteristics. We have
recently observed [6] that patient on cardiopulmonary by-pass
demonstrate similar changes in digitoxin protein binding, due
to heparinization of the heart lung machine, which are
completely reversed by injection of protamine sulphate.

2. Distribution

2.1 Uremia

V_D and T $1/2\alpha$ (serum distribution half time) were not significantly changed in uremic patients compared to a control
group [7].

2.2 Nephrotic syndrome

V_D was significantly higher ($p < 0.01$) in the nephrotic group
(1.0 l/kg) than in control subjects (0.6 l/kg) [4]. The
increased volume of distribution will lead to lower serum
digitoxin levels after a given dose, as can be seen from
Figure 3.

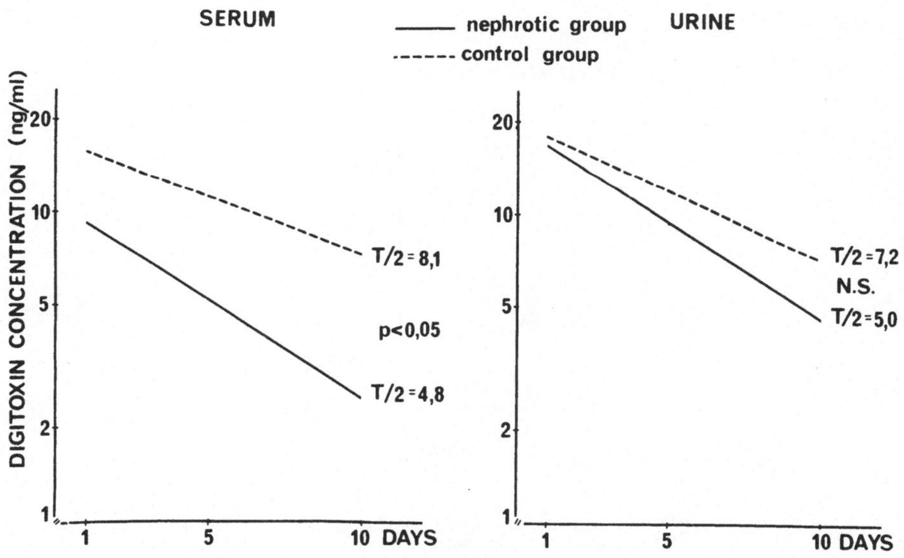

Fig. 3. Mean values for serum elimination T 1/2 and urine concentration
T 1/2 in the nephrotic and control groups after a single dose of digitoxin. Reprinted with permission from Clin Pharmacol Ther 20:158 (1976)

2.3 Hemodialysis group

Data on V_D and T 1/2α are not available for these patients.

3. Metabolism

3.1 Uremia

I studied the metabolic pattern in uremic patients on maintenance treatment with digitoxin [8]. Unchanged digitoxin was the
main cardioactive substance present in serum and urine in
uremic patients. They had significantly less unchanged
digitoxin than control subjects and more hydroxylated and
hydrolyzed metabolites (Fig. 4). I calculated that uremic
patients produced significantly more digitoxose per weight unit

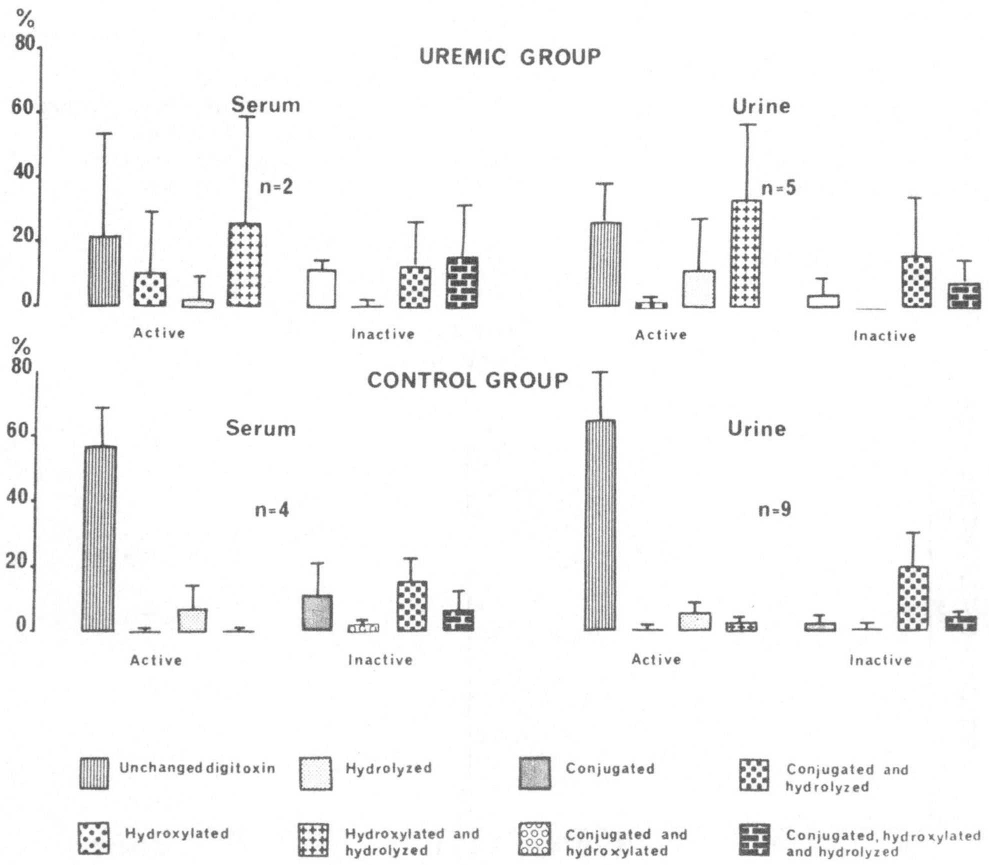

Fig. 4. Presentation of the enzymatic subgroups resulting from 1, 2 and 3
enzymatic processes in serum and urine from uremic and control patients.
Reprinted with permission from Clin Pharmacol Ther 21:536 (1977)

active metabolites than control subjects. The extent of
conjugation to glucuronic and sulphuric acid was the same in
uremic and control subjects. Bodem and associates [9] have
recently reported that uremic patients had significantly
increased amounts of dihydrodigitoxin in the urine compared to
controls. It can thus be concluded that uremia induces
significant changes in digitoxin metabolism both in regard to
cardioactive and inactive metabolites.

3.2 Nephrotic syndrome

Data on digitoxin metabolism in nephrotic syndrome are scare
and not conclusive [4], but indicate that nephrotic patients
had less metabolites after a single dose and more cardioactive
metabolism on maintenance treatment than the control group.
They had an increased amount of digitoxigenin in urine.

3.3 Hemodialysis

Data on cardioactive metabolites in urine in patients on
treatment with hemodialysis indicate that metabolism is not
changed in these patients in contrast to uremic patients not on
treatment with hemodialysis [8].

4. Elimination

4.1 Uremia

Serum elimination is more rapid in uremic patients as could be
demonstrated by Rasmussen et al. [10], Storstein [11] and

Table 2. Data from patients with normal renal function (left), slightly impaired renal function (middle), and severely impaired renal function
(right) on maintenance treatment with digitoxin

	Se-Cr clearance		
	> 80 ml/min	50-80 ml/min	< 20 ml/min
No	22	11	12
Digitoxin dose (mg/day)	0.08	0.07	0.07
Serum concentration (ng/ml)	20.6	14.2	16.7
Urine concentration (ng/ml)	24.9	17.4	10.3
DT-clearance (ml/min)	0.98	1.25	0.58
per cent excreted of dose	32.9	37.9	13.6

Reprinted with permission from Cardiac Glycosides, Springer 1978

Peters et al. [3]. Serum digitoxin levels are lower in patients
with moderate and severe renal impairment on maintenance dosage
with digitoxin as can be seen from Table 2. Urine digitoxin
concentrations are reduced in patients with severe renal
impairment leading to a reduction in digitoxin clearance and
the percentage of daily dose excreted in the 24 hour urine. The
cumulative renal excretion during 8 days after a single dose
of digitoxin is significantly reduced in the uremic compared
to the control group (Fig. 5).

Enhanced serum elimination combined with a decreased renal
excretion of digitoxin can only be explained through compen-
satory mechanisms, either changes in digitoxin metabolism or
increased excretion through other pathways. Significant changes
do occur in digitoxin metabolism in uremia as discussed above.
It has recently been reported by Vöhringer [11] that uremic
patients excrete more digitoxin in the feces than a control
group.

4.2 Nephrotic syndrome

The nephrotic syndrome is unique in allowing passage of
substances with high molecular weight through the glomeruli.
Highly protein bound drugs can thus be excreted not only as
free diffusable drug, but also as protein bound drug. I therefore studied the pharmacokinetics of digitoxin in patients with

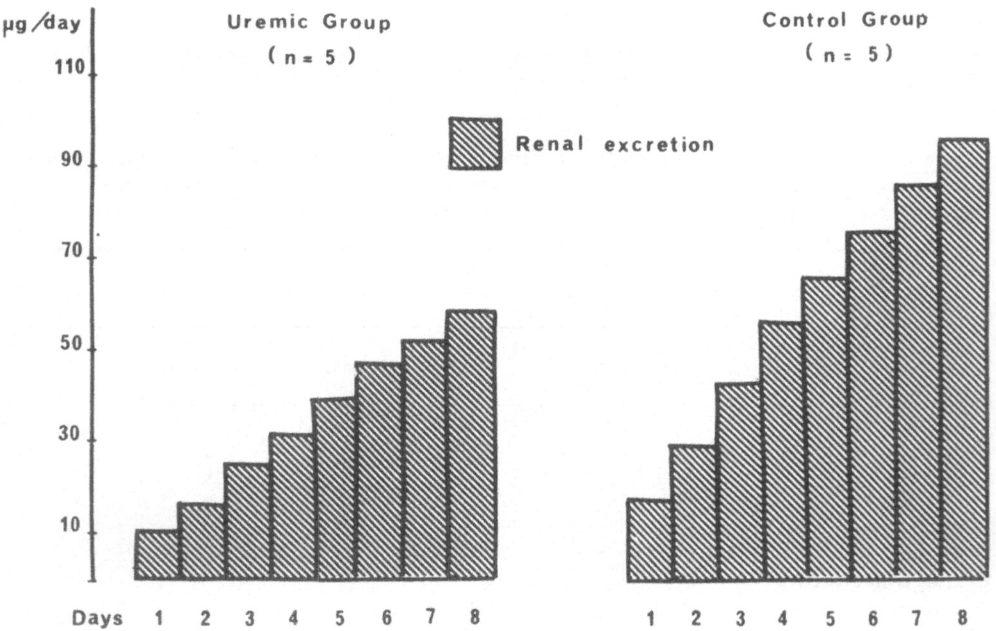

Fig. 5. The cumulative renal excretion of digitoxin and cardioactive metabolites during an eight hour period in 5 uremic patients (left) and 5
control subjects (right). Reprinted with permission from Clin Pharmacol
Ther 16:25 (1974)

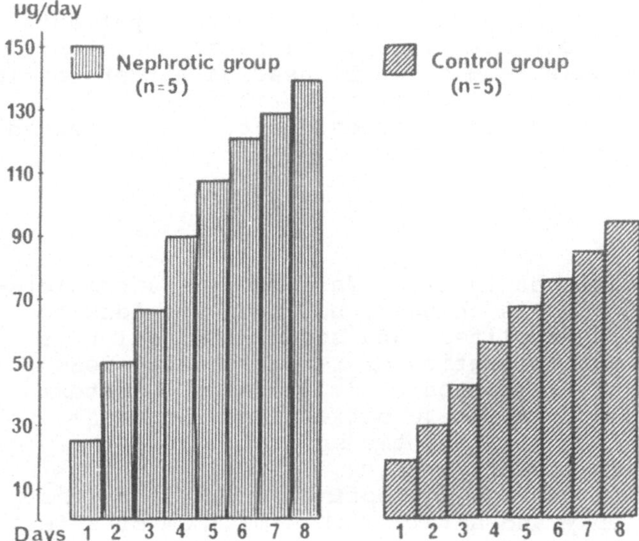

Fig. 6. Cumulative renal excretion of digitoxin and cardioactive metabolites after a single dose of digitoxin in the nephrotic and control groups. Reprinted with permission from Clin Pharmacol Ther 20:158 (1976)

nephrotic syndrome [4]. They had an enhanced serum elimination of the drug which could be explained by an increased renal excretion of digitoxin (Fig. 6). Digitoxin in urine was 60% protein bound. Total serum digitoxin concentrations in nephrotic syndrome are reduced partly due to an increased volume of distribution and partly to enhanced serum elimination. This leads to increased total body clearance of the drug.

4.3 Hemodialysis

Serum elimination of digitoxin is not changed in patients on treatment with hemodialysis [12]. The daily renal excretion of digitoxin and cardioactive metabolites in patients on maintenance treatment is severely reduced to 2% of the daily dose. Data on digitoxin metabolism and fecal excretion in these patients are scarce.

5. Intoxication

A prospective study on digitalis intoxication by Beller and coworkers in 1971 established impaired renal function as a major risk factor for digoxin intoxication, but not for digitoxin digitalis leaf intoxication [13]. We performed a prospective study on digitoxin intoxication in 650 patients on maintenance treatment with the drug [14]. None of the 39 patients with impaired renal function developed digitoxin intoxication. Serum creatinine and blood urea had similar values in toxic and nontoxic patients. This study supports the

concept that digitoxin can be given safely to uremic patients
in the same doses as to patients with normal renal function.
Furthermore serum digitoxin levels can be used as a therapeutic
guideline in patients with renal disease. Patients with
nephrotic syndrome will need larger doses due to the increased
elimination and renal loss of the drug.

6. Conclusions

Digitoxin has many advantages in renal failure. It is completely absorbed, the metabolism is changed, but does not lead to
accumulation of active metabolites, and serum elimination is
enhanced or unchanged. Deterioration of renal function does
therefore not necessitate reduction of drug dosage. Digitoxin
can be given in the same doses as to patients not in renal
failure with the exception of nephrotic syndrome where the
doses will have to be increased.

From a clinical point of view the optimal drug is one that
can be administered simply and safely with a maximum of effect
and a minimum of adverse reactions. All digitalis glycosides
have a narrow therapeutic range, but digitoxin does not lead to
increased risk of toxicity in renal failure and is therefore
easy to administer.

References

1. Withering W (1875) An account of the foxglove. Swinney, Birmingham
2. Storstein L (1976) Studies on digitalis. V. The influence of impaired renal function: hemodialysis and drug interaction on serum
   protein binding of digitoxin and digoxin. Clin Pharmacol Ther 20:6-14
3. Peters U, Grabensee B, Hausamen TU, Fritsch WR, Grosse-Brochoff
   F (1977) Pharmakokinetik von Digitoxin bei chronischer Niereninsuffizienz. Dtsch Med Wochenschr 102:109-115
4. Storstein L (1976) Studies on digitalis. VII. The influence of
   nephrotic syndrome on protein binding, pharmacokinetics and renal
   excretion of digitoxin and cardioactive metabolites. Clin Pharmacol Ther 20:158-166
5. Storstein L (1976) Studies on digitalis. VI. The effect of heparin
   administration on serum protein binding of digitoxin and digoxin.
   Clin Pharmacol Ther 20:15-23
6. Storstein L, Nitter-Hauge S, Fjeld N (1979) Effect of cardiopulmonary by-pass with heparin administration on digitoxin pharmacokinetics, serum electrolytes, free fatty acids and renal function.
   Cardiovasc Pharmacol 1:191-205
7. Storstein L (1974) Studies on digitalis. II. The influence of impaired renal function on the renal excretion of digitoxin and
   cardioactive metabolites. Clin Pharmacol Ther 16:25-35
8. Storstein L (1977) Studies on digitalis. XI. Digitoxin metabolism in
   patients with impaired renal function. Clin Pharmacol Ther 21:536-546
9. Bodem G, Unruh E von (1978) Dihydrodigitoxin, a metabolite of digitoxin in humans. In: Bodem G, Dengler HJ (ed) Cardiac glycosides.
   Springer, Berlin Heidelberg New York pp. 74-84

10. Rasmussen K, Jervell J, Storstein L, Gjerdrum K (1972) Digitoxin
    kinetics in patients with impaired renal function. Clin Pharmacol
    Ther 13:6-14
11. Vöhringer HF (1979) Renale und extrarenale Elimination von Digitoxin.
    In: Rietbrock N, Greeff K (ed) Digitoxin als Alternative in der
    Therapie der Herzinsuffizienz F.K. Schattauer Verlag. Stuttgart -
    New York pp. 114-126
12. Kramer P, Horenkamp J, Willins B, Scheler F (1970) Das Kumulations-
    verhalten verschiedener Herzglykoside bei Anurie. Dtsch Med Wochenschr
    95:444-453
13. Beller GA, Smith TW, Abelmann WH, Haber E, Hood WB jr (1971) Digitalis
    intoxication. A prospective clinical study with serum level corre-
    lations. N Engl J Med, 284:989-997
14. Storstein O, Hansteen V, Hatle L, Hillestad L, Storstein L (1977)
    Studies on digitalis. XIII. A prospective study of 649 patients on
    maintenance treatment with digitoxin. Am Heart J 93:434-443

Pharmakokinetik von Antihypertensiva bei Niereninsuffizienz

K.H. Rahn, Maastricht

Es ist nicht überraschend, daß bei Niereninsuffizienz die
renale Elimination der Arzneimittel, die normalerweise zu einem
bedeutsamen Teil über die Nieren ausgeschieden werden, abnimmt.
Das gilt auch für die Antihypertensiva.

Die Verminderung der renalen Elimination mit zunehmender
Niereninsuffizienz läßt sich im Falle des Pindolols (Visken) an
der Abnahme der renalen Clearance demonstrieren. Mit abnehmender Kreatininclearance sinkt die renale Clearance des Pindolols,
bis sie bei Anurie 0 wird [1]. Das Pindolol wird allerdings
nicht allein renal ausgeschieden, sondern auch durch Metabolisieren eliminiert. Die metabole Clearance des Pindolols ändert
sich bei abnehmender Nierenfunktion nicht, so daß infolge
Verminderung der renalen Clearance dieses Beta-Rezeptorenblok-
kers seine totale Clearance und damit seine Eliminationsgeschwindigkeit sinken [1].

Im Falle einiger Antihypertensiva ändern sich bei Niereninsuffizienz außer der renalen Elimination auch noch andere
Prozesse, die für die Pharmakokinetik bedeutsam sind. So wird
der Beta-Blocker Propranolol (Dociton) bei Niereninsuffizienz
langsamer renal eliminiert als bei normaler Nierenfunktion.
Gleichzeitig nimmt jedoch die Elimination mit dem Stuhl zu [2].
Auch Reserpin wird bei Niereninsuffizienz weniger rasch mit dem
Urin eliminiert, dagegen kompensatorisch vermehrt mit den Fäces
[3].

Auch die enterale Resorption von Antihypertensiva kann bei
Niereninsuffizienz verändert sein. Dieser Prozeß ist jedoch
bisher noch selten untersucht worden. Kürzlich haben Chau et al.
[4] gezeigt, daß die enterale Resorption des Pindolols und
damit seine Bioverfügbarkeit bei Patienten mit eingeschränkter
Nierentätigkeit vermindert ist.

Über die Verteilung von Antihypertensiva bei niereninsuffizienten Menschen gibt es nur wenige Daten. Die meisten davon
beziehen sich auf die Plasmaeiweißbindung. Diese ist im Falle
des Furosemids (Lasix) bei Niereninsuffizienz erniedrigt [5].

Bedeutsam für die Effekte von Antihypertensiva bei niereninsuffizienten Patienten ist die Tatsache, daß bei verminderter
Ausscheidung über die Nieren kompensatorisch die Elimination
durch Metabolismus gesteigert sein kann. Dies gilt beispielsweise für das Guanethidin (Ismelin).

Hierzu wurden Untersuchungen mit radioaktiv markiertem
Guanethidin durchgeführt [6]. Eine Gruppe von Patienten mit
essentieller Hypertonie und einer Kreatininclearance über 59
ml/min sowie niereninsuffiziente Hypertoniker mit einer
Kreatininclearance zwischen 10 und 20 ml/min erhielten eine
intravenöse Injektion von 15 mg mit Tritium markiertem
Guanethidinsulfat. Das unveränderte Guanethidin wurde von

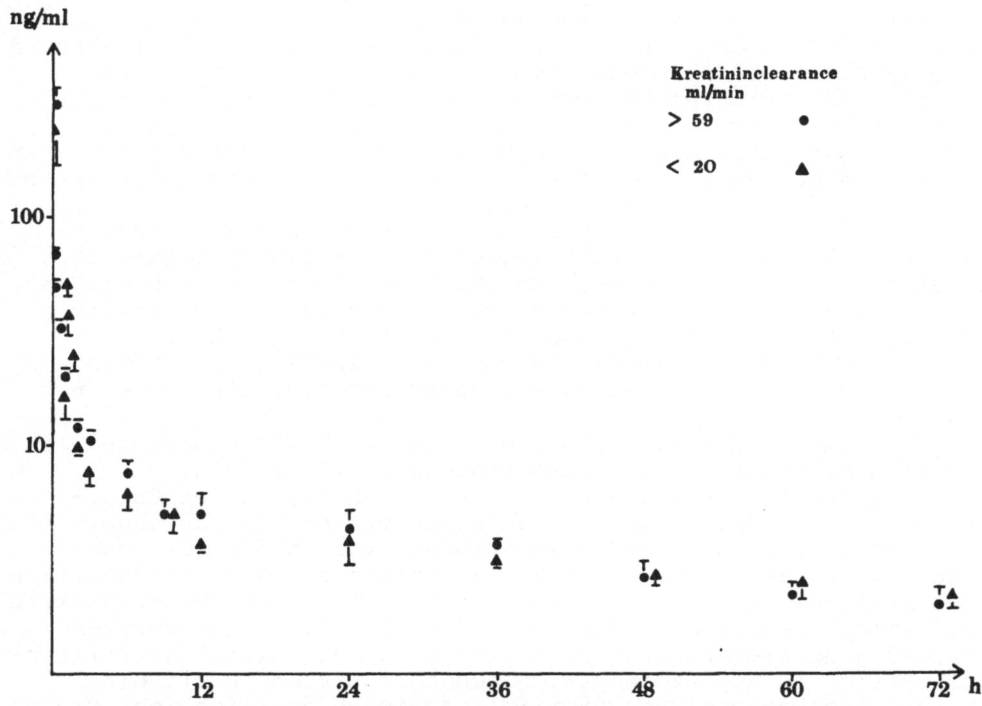

<u>Abb. 1.</u> Plasmaspiegel von chemisch unverändertem Guanethidin nach intravenöser Injektion des mit Tritium markierten Arzneimittels [6]

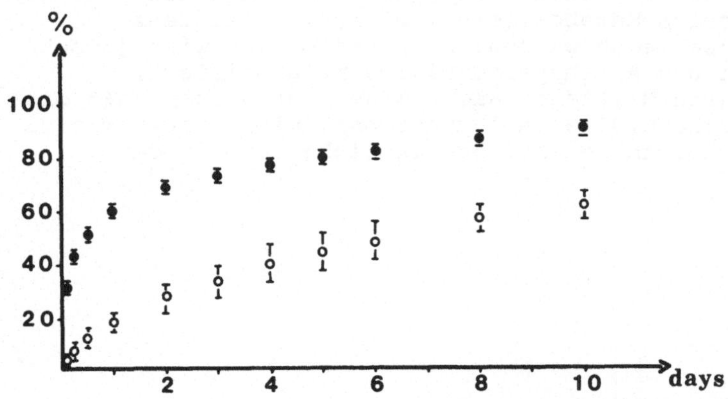

<u>Abb. 2.</u> Kumulative Ausscheidung der Gesamtradioaktivität im Urin in % der der Dosis [6]. Kreatinniclerance > 59 ml/min ●, < 20 ml/min o

seinen Metaboliten mit Hilfe von Extraktionsverfahren abgetrennt. Abbildung 1 zeigt den Verlauf der Plasmaspiegel der Muttersubstanz. Zwischen den beiden Gruppen von Hypertonikern bestanden keine Unterschiede.

Abbildung 2 zeigt die kumulative Ausscheidung der Gesamt-
radioaktivität im Urin in % der Dosis. Die niereninsuffizienten
Hypertoniker schieden die Radioaktivität, die in Form von
Guanethidin verabreicht worden war, deutlich langsamer aus als
die Hochdruckkranken mit einer Kreatininclearance über 59
ml/min. Die letztgenannte Gruppe eliminierte innerhalb von zehn
Tagen 90% der Radioaktivität im Urin, die niereninsuffizienten
Patienten dagegen in dieser Zeit nur 60%.

Allerdings eliminierten auch die niereninsuffizienten
Hypertoniker 80% der verabreichten Gesamtradioaktivität, also
praktisch die ganze Dosis, innerhalb von 18 Tagen im Urin. Man
kann demnach sagen, daß beide Gruppen von Patienten praktisch
die gesamte verabreichte Radioaktivität über die Nieren
ausschieden. Die Ausscheidung verlief allerdings erheblich
schneller bei den Patienten mit einer Kreatininclearance über
59 ml/min.

Um zu klären, wie es trotz erheblicher Unterschiede in der
renalen Elimination der Gesamtradioaktivität zu gleichen
Plasmaspiegeln von Guanethidin kommen könnte, wurden Untersuchungen zum Metabolismus des Antihypertensivums durchgeführt.

Abbildung 3 zeigt die Ausscheidung im Urin für die Gesamtradioaktivität, unverändertes Guanethidin sowie die Metaboliten
des Antihypertensivums innerhalb von 10 Tagen bei Hypertonikern
mit einer Kreatininclearance über 59 ml/min. In der rechten
Hälfte sind die entsprechenden Daten für die niereninsuffizienten Patienten aufgezeichnet. Die Hochdruckkranken mit einer
Kreatininclearance über 59 ml/min schieden deutlich mehr Radioaktivität in Form von unverändertem Guanethidin und
entsprechend weniger Radioaktivität in Form von Metaboliten aus
als die niereninsuffizienten Patienten.

Aus den dargestellten Untersuchungen kann man schließen, daß
Guanethidin und seine Metabolite bei Niereninsuffizienz
verlangsamt ausgeschieden werden. Kompensatorisch wird jedoch
ein größerer Teil des Antihypertensivums metabolisiert.
Inzwischen ist durch Maitre et al. [7] gezeigt worden, daß die
Metabolite des Guanethidins antihypertensiv nicht wirksam sind.
Dies ist gut zu vereinbaren mit der Tatsache, daß in der

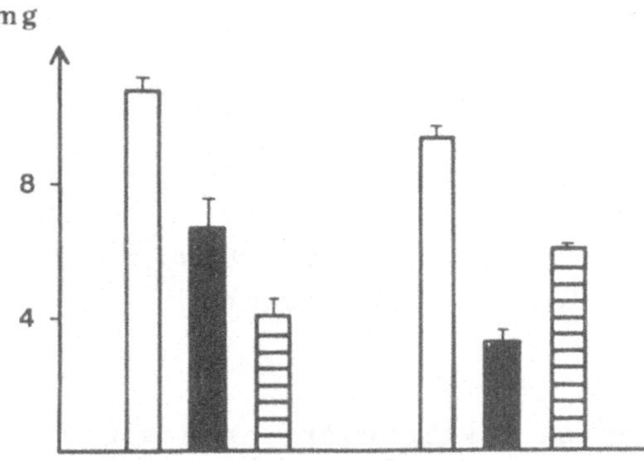

Abb. 3. Ausscheidung im Urin für die Gesamtradioaktivität □ , für unverändertes Guanethidin ■ sowie für die Metaboliten des Antihypertensivums 目
[6]. Erläuterungen siehe Text

geschilderten eigenen Studie Guanethidin bei den Hypertonikern
mit einer Kreatininclearance über 59 ml/min und bei den
niereninsuffizienten Hochdruckkranken gleich stark blutdruck-
senkend wirkte [6].

Auch der Beta-Rezeptorenblocker Propranolol wird bei
niereninsuffizienten Patienten verstärkt metabolisiert [2].
Dadurch und durch eine gleichzeitig gesteigerte Elimination in
den Fäces unterscheidet sich die Plasmahalbwertszeit des
Propranolols bei niereninsuffizienten Patienten nicht von der
von Nierengesunden. Im Falle dieses Beta-Blockers konnte jedoch
gezeigt werden, daß die Metabolite, nicht aber die Muttersubstanz, bei Niereninsuffizienz deutlich kumulieren [2, 8].
Nachteilige Effekte dieser Kumulation haben sich bisher nicht
gezeigt.

Anders verhält es sich im Falle des bei hypertensiven Krisen
eingesetzten Nitroprussidnatriums. Aus diesem Pharmakon
entsteht in vivo Cyanid, welches durch das Enzym Rhodanase zu
Thiocyanat umgesetzt wird. Thiocyanat wird bei Niereninsuffizienz langsamer eliminiert als bei normaler Nierenfunktion
[9]. Durch Nichtberücksichtigen dieser Tatsache ist es zu
tödlichen Thiocyanatvergiftungen gekommen. Es·empfiehlt sich,
bei einer mehr als zwei Tage dauernden Behandlung mit Nitroprussidnatrium die Thiocyanatkonzentrationen im Plasma zu
kontrollieren. Bei Plasmaspiegeln von 5-10 mg% ist mit
toxischen Erscheinungen in Form von Müdigkeit, Übelkeit und
Schwächegefühl zu rechnen. Tödliche Vergiftungen wurden bei
Plasmakonzentrationen über 15 mg% beschrieben [9].

Talseth [10] untersuchte den Einfluß der Nierenfunktion auf
die Eliminationshalbwertszeit des Antihypertensivums Hydralazin,
das dem Dihydralazin (Nepresol) verwandt ist. Mit abnehmendem
Glomuerulumfiltrat nimmt die Eliminationshalbwertszeit des
Hydralazins zu, die Substanz wird also langsamer eliminiert.

Viele Untersuchungen zur Pharmakokinetik bei Niereninsuffizienz wurden nach einmaliger oraler oder intravenöser Applikation von Arzneimitteln durchgeführt. Häufig wurden die
Plasmaspiegel während länger dauernder Behandlung nicht
kontrolliert. Häufig liegt dies an methodischen Schwierigkeiten, da die therapeutischen Konzentrationen einiger Antihypertensiva außerordentlich niedrig sind. Eine Kumulation würde
sich unmittelbar durch exakte Bestimmung der Plasmakonzentrationen im Gleichgewichtszustand, das heißt also bei länger
dauernder Behandlung, beweisen lassen. Mit Hilfe von Analysen
der Plasmaspiegelkurven nach einmaliger Applikation kann eine
Kumulation mit Vorbehalten vorausgesagt werden.

In der bereits erwähnten Arbeit von Talseth [10] wurden auch
die Plasmakonzentrationen des Hydralazins unter Gleichgewichts-
bedingungen, das heißt nach einer länger dauernden Behandlung,
kontrolliert. Die Konzentrationen steigen bei abnehmendem
Glomerulumfiltrat deutlich an.

Tabelle 1 gibt eine zusammenfassende Übersicht über die
Pharmakokinetik von Antihypertensiva bei Niereninsuffizienz.
Deutlich verlangsamt ist die Elimination im Falle des Clonidins
(Catapresan) [8], des Diazoxids (Hypertonalum) [11], des
Furosemids (Lasix) [12], des Hydralazins [10] und des Methyl-
dopa (Aldometil, Presinol, Sembrina) [13, 14]. Mit einer
Kumulation bei eingeschränkter Nierenfunktion ist bei diesen

Tabelle 1. Pharmakokinetik von Antihypertensiva bei Niereninsuffizienz

	% metabolisiert	Elimination
Clonidin	>50	–
Diazoxid	>50	–
Furosemid	?	–
Guanethidin	>50	o
Hydralazin	>90	–
Methyldopa	>50	–
Reserpin	>90	o

o = unverändert, – = verzögert, ? = unbekannt

Antihypertensiva zu rechnen. Keinen Einfluß auf die Elimination
hat die Nierenfunktion im Falle des Guanethidins (Ismelin) [6]
und des Reserpins [3].

Bei den Beta-Rezeptorenblockern werden das Atenolol
(Tenormin) [15], das Pindolol (Visken) [1, 4] und das Sotalol
(Sotalex) [16] bei Niereninsuffizienz langsamer eliminiert als
bei normaler Nierenfunktion. Die Elimination des Propranolols
ist dagegen unabhängig von der Nierentätigkeit [2].

Bei der Wertung der geschilderten Befunde sollte man nicht
vergessen, daß bei allen Hypertonikern unabhängig von der
Nierenfunktion erhebliche individuelle Unterschiede in der
Empfindlichkeit gegenüber Antihypertensiva bestehen. Zudem läßt
sich der Effekt dieser Arzneimittel sehr einfach und mit
minimalem Zeitaufwand messen. Bei niereninsuffizienten
Hypertonikern sollte man daher die antihypertensive Therapie
mit kleinen Dosen beginnen und Dosissteigerungen vom beobachteten Effekt, das heißt der Blutdrucksenkung, abhängig machen.
Plasmaspiegelmessungen, das wichtigste Handwerkszeug des
Pharmakokinetikers, sind im Falle des Nitroprussidnatriums bei
einer mehr als zwei Tage dauernden Behandlung angezeigt. Bei
den übrigen Antihypertensiva dienen sie in erster Linie zur
Überprüfung der Zuverlässigkeit der Medikamenteneinnahme.

Zusammenfassung

Eine Reihe von Antihypertensiva werden bei Niereninsuffizienz
verlangsamt eliminiert. Zum Teil wird die verminderte renale
Ausscheidung durch eine gesteigerte Elimination in den Fäces
oder durch einen stärkeren Metabolismus kompensiert. Messungen
des Plasmaspiegels sind im allgemeinen zur Überwachung der
antihypertensiven Therapie nicht erforderlich. Eine Ausnahme
bildet das Nitroprussidnatrium.

Literatur

1. Øie S, Levy G (1975) Relationship between renal function and elimination kinetics of pindolol in man. Eur J Clin Pharmacol 9:115–116
2. Thompson FD, Joekes AM, Foulkes DM (1972) Pharmacodynamics of propranolol in renal failure. Br Med J 2:434–436
3. Zsotér TT, Johnson GE, DeVeber GA, Paul H (1973) Excretion and metabolism of reserpine in renal failure. Clin Pharmacol Ther 14:325–330
4. Chau NP, Weiss YA, Safar ME, Lavene DE, Georges DR, Milliez PL (1977) Pindolol availability in hypertensive patients with normal and impaired renal function. Clin Pharmacol Ther 22:505–510
5. Rane A, Villeneuve JP, Stone WJ, Nies AS, Wilkinson GR, Branch RA (1978) Plasma binding and disposition of furosemide in the nephrotic syndrome and in uremia. Clin Pharmacol Ther 24:199–207
6. Rahn KH (1973) The influence of renal function on plasma levels, urinary excretion, metabolism, and antihypertensive effect of guanethidine (Ismelin) in man. Clin Nephrol 1:14–23
7. Maitre L, Staehelin M, Brunner H (1971) Antihypertensive and noradrenaline depleting effects of guanethidine metabolites. J Pharm Pharmacol 23:327–331
8. Seiler KU, Hunecke R, Meyer GJ (1977) Pharmakokinetik von Propranolol und Clonidin bei Patienten während chronisch intermittierender Hämodialysebehandlung. Verh Dtsch Ges Inn Med 83:1712–1714
9. Schulz V, Döhring W, Rathsack P (1978) Thiozyanat-Vergiftung bei der antihypertensiven Therapie mit Natriumnitroprussid. Klin Wochenschr 56:355–361
10. Talseth T (1976) Studies on hydralazine. II. Elimination rate and steady-state concentration in patients with impaired renal function. Eur J Clin Pharmacol 10:311–317
11. Koch-Weser J (1976) Diazoxide. N Engl J Med 294:1271–1274
12. Huang CM, Atkinson AJ Jr, Levin M, Levin NW, Quintanilla A (1974) Pharmacokinetics of furosemide in advanced renal failure. Clin Pharmacol Ther 16:659–666
13. Schrader K, Brass H, Renner D (1971) Zur Pharmakokinetik von Alpha-Methyldopa bei Niereninsuffizienz. Klin Wochenschr 49:1329–1334
14. Stenbaek Ø, Myhre E, Brodwall EK, Hansen T (1972) Hypotensive effect of methyldopa in renal failure associated with hypertension. Acta Med Scand 191:333–337
15. McAinsh J (1977) Clinical pharmacokinetics of atenolol. Postgrad Med J 53:Suppl. 3, 74–78
16. Tjandramaga TB, Thomas J, Verbeeck R, Verbesselt R, Verberckmoes R, Schepper PJ (1976) The effect of end-stage renal failure and haemodialysis on the elimination of sotalol. Br J Clin Pharmacol 3:259–265

Nebenwirkungen der Antihypertensiva

H. Holzgreve, München

1. Einleitung

Die Anwendungsweise und die Nebenwirkungen der Antihypertensiva
sind bei Patienten mit normaler und eingeschränkter Nierenfunktion im wesentlichen identisch. Diese Aussage wird durch
folgende Überlegungen begründet, teils aber auch in gewissem
Umfang eingeschränkt:
1.1 Von den heute verfügbaren Antihypertensiva zeichnet sich
keines durch eine derart günstige Beeinflussung der Nierenfunktion bzw. der zugrunde liegenden Nierenerkrankung aus, daß man
es als das Mittel der Wahl oder auch nur das bevorzugte
Antihypertensivum bei renaler Hypertonie herausstellen könnte.
Im Prinzip wird damit die renale Hypertonie ebenso behandelt
wie die essentielle Hypertonie mit normaler Nierenfunktion.
Lediglich zwei Ausnahmen müssen hier erwähnt werden:
a) Thiazid-Diuretika und wirkungsgleiche Substanzen sind bei
Kreatinin-Werten ab etwa 2 mg% und darüber vielfach zu schwach,
um die durch die Nierenfunktionseinschränkung bedingte und
durch die Antihypertensiva verstärkte Natriumretention zu
kompensieren. Bei Niereninsuffizienz gibt es daher für die
stark wirksamen Diuretika Furosemid (Lasix), Etacrynsäure (Hy-
dromedin), Bumetanid (Fordiuran) und Etozolin (Elkapin) eine
eng umschriebene Spezialindikation als Antihypertensiva. Jeden-
falls sollte man von einer "therapierefraktären, renalen Hypertonie" erst dann sprechen, wenn während des Einsatzes aller
verfügbaren Antihypertensiva ein rigoroser Versuch, den Natri-
um-Bestand des Organismus mittels stark wirksamer Diuretika und
Kochsalzrestriktion zu reduzieren, erfolglos unternommen wurde.
b) Die kaliumsparenden Diuretika sind keine Antihypertensiva im
engeren Sinne. Für die *Prophylaxe* eines Kaliumverlustes bzw.
einer Hypokaliämie bei Behandlung niereninsuffizienter
Patienten mit Hypertonie sind sie kontraindiziert. Zur
Behandlung eines nachgewiesenen Kaliummangels bei Niereninsuffizienz dürfen sie nur unter sehr engmaschiger Kontrolle, insbesondere zu Beginn der Behandlung, eingesetzt werden.
1.2 Viele Nebenwirkungen der Antihypertensiva sind identisch
mit den Beschwerden bei Niereninsuffizienz bzw. mit den
Symptomen des sogenannten Urämie-Syndroms, z.B. Übelkeit,
Erbrechen, Diarrhoe, Verlust von Libido und Potenz. Bei der
renalen Hypertonie ist es demnach manchmal schwierig, zwischen
Nebenwirkungen der medikamentösen Behandlung und den Uriämie-
symptomen differentialdiagnostisch zu unterscheiden.
1.3 Bei eingeschränkter Nierenfunktion ändert sich die
Pharmakokinetik der Antihypertensiva (siehe Beitrag Rahn).
Trotzdem gelingt es immer wieder ohne Kenntnis bzw. ohne
Beachtung der Pharmakokinetik der Antihypertensiva Patienten

mit renaler Hypertonie gut einzustellen. Dies beruht darauf,
daß die Therapie mit Antihypertensiva - im Gegensatz zu
derjenigen beispielsweise mit Antibiotika und Digitalisglyco-
siden - nicht danach ausgerichtet ist, einen als optimal
erkannten Gewebs- oder Plasmaspiegel anzustreben. Die Dosis der
Antihypertensiva wird vielmehr gleichermaßen bei Patienten mit
normaler und eingeschränkter Nierenfunktion individuell
einschleichend begonnen und vorsichtig stufenweise variiert
nach Maßgabe der direkt erkennbaren Wirkungen, d.h. der
gemessenen Blutdrucksenkung und den objektiv erfaßbaren und
subjektiv angegebenen Nebenwirkungen.
1.4 Bei der Behandlung der renalen Hypertonie muß man vielfach
eine vorübergehende Verschlechterung der Nierenfunktion, d.h.
einen Anstieg des Kreatinins und des Harnstoffs, in Kauf
nehmen. Diese Nebenwirkung darf aber nicht davon abhalten,
die schwere renale Hypertonie intensiv und evtl. auch aggressiv
zu behandeln, d.h. unter engmaschiger Kontrolle einen Anstieg
des Serum-Kreatinins um 2-4 mg% zu tolerieren. Nach wenigen
Wochen sinken die Retentionswerte meist auf oder sogar unter
die Ausgangswerte ab. Die vorübergehende Verschlechterung der
Nierenfunktion wird also auf lange Sicht durch den Fortfall der
deletären Wirkungen der schweren Hypertonie auf die Nierenfunktion aufgewogen.

2. Bestimmung der Nebenwirkungsraten

Vielfach sind vereinfachte, teils schematisierte Empfehlungen
für die medikamentöse Hochdrucktherapie entworfen worden.
Wichtigstes Kriterium derartiger Richtlinien für die Erstaus-
wahl eines bestimmten Antihypertensivums und die Reihenfolge
ihrer Kombination ist das Verhältnis der Wirkungen zu den
Nebenwirkungen, d.h. die Nebenwirkungsrate bei äquieffektiv
blutdrucksenkenden Dosen. Dies macht den Trend verständlich,
die Nebenwirkungen der Antihypertensiva zu quantifizieren.
Allerdings schwanken die Häufigkeitsangaben über die Nebenwirkungen der Antihypertensiva in den einzelnen Publikationen
teils ganz beträchtlich. Häufigkeit und Schweregrad der
Nebenwirkungen hängen nämlich von einer ganzen Reihe von
Faktoren ab, die häufig nicht ausreichend berücksichtigt
werden, oftmals auch nicht berücksichtigt werden können. Die
Vielzahl solcher beeinflussender Faktoren, wie z.B.
die Beschwerden vor Therapiebeginn,
die Zuverlässigkeit der Tabletteneinnahme,
die Dosis des Antihypertensivums,
die Dauer nach Therapiebeginn,
die Begleitmedikation,
die Art der Nebenwirkungserhebung,
das Alter des Patienten,
der angestrebte bzw. der erreichte Behandlungserfolg
macht eine allgemein befriedigende bzw. akzeptierte Quantifi-
zierung von Nebenwirkungen nahezu unmöglich. Trotzdem soll im
folgenden ein derartiger Versuch an einzelnen Antihypertensiva
beispielhaft unternommen werden.

3. *Diuretika*

3.1 Hypo- und Hyperkaliämie

Die Diuretika stellen heute die Basismedikation der antihypertensiven Langzeittherapie dar. Anhand einer retrospektiven
Untersuchung wurde das Verhalten des Serum-Kalium-Spiegels bei
etwa 700 Diuretika-Verordnungen untersucht (Abb. 1). Wenn
Patienten mit normalem Ausgangswert des Serum-Kaliums mit einer
vollen Saluretikadosis, d.h. 100 mg Hydrochlorothiazid pro Tag
oder Äquivalenzdosen anderer Thiazid-Diuretika behandelt
wurden, trat bei 33% der Patienten eine Hypokaliämie unter 3,6
mval/l auf. Bei einer Therapie mit reduzierter Dosis bzw. bei
intermittierender Einnahme ergibt sich eine deutlich niedrigere
Hypokaliämierate von 11%. Wenn solche Patienten einer generel-
len Kaliumverlustprophylaxe mit Kaliumsalzen oder kaliumsparenden Diuretika zugeführt werden, ergibt sich im Mittel eine
Gesamtnebenwirkungsrate von 13%, die sich aus 7% Hypokaliämien
und 6% Hyperkaliämien zusammensetzt. Diese Gesamtnebenwirkungsrate von 13% muß einer Gesamtrate von 22% unter alleiniger
Saluretika-Therapie gegenübergestellt werden, da die Kaliumverlustprophylaxe in unserem Krankengut jeweils zur Hälfte bei
voller bzw. partiell wirksamer Saluretika-Dosis betrieben
wurde.

Besonders bedeutsam erscheint die Analyse derjenigen
Patienten (n = 11) mit normalem Serum-Kalium-Ausgangswert, die
unter einer Kalium-Verlustprophylaxe mit Werten über 5,5 mval/l
hyperkaliämisch wurden (Tabelle 1). Bei allen Patienten waren
vor Behandlungsbeginn die harnpflichtigen Substanzen im Serum
bestimmt worden. In zwei Fällen entwickelte sich unter der
Therapie eine Niereninsuffizienz, damit eine Kontraindikation
für die Kaliumverlustprophylaxe. Bei einem Patienten bestand
mit 1,2 mg% ein grenzwertiges Kreatinin, das bei weiteren
Kontrollen mit Werten um 1,8 mg% erhöht gefunden wurde. Bei
einem anderen Patienten war ein Ausgangswert von 1,7 mg% nicht
beachtet worden. Auch bei vier anderen Patienten lag eine
Konstellation vor, die ebenfalls als Kontraindikation gilt,
nämlich eine Kaliumverlustprophylaxe mit zwei Maßnahmen
gleichzeitig, d.h. die Gabe von Kaliumsalzen *und* kaliumsparenden Diuretika bzw. die Verordnung zweier kaliumsparenden
Substanzen. Sechs von elf Patienten, die unter einer Kaliumver-

	Saluretica-Therapie		Kaliumverlust-prophylaxe
	volle Dosis	part. Dosis	
Hypokaliämie < 3.60 mval/l	33%	11%	7%
Hyperkaliämie > 5.50 mval/l	0	0	6%
Nebenwirkungsrate	33%	11%	13%

~22%

Abb. 1. Häufigkeit von Hypo- und Hyperkaliämie unter Saluretika-Therapie
ohne und mit Kaliumverlustprophylaxe [3]

Tabelle 1. Mögliche Ursachen bzw. prädisponierende Bedingungen einer Hyperkaliämie unter Saluretika-Therapie mit Kaliumverlustprophylaxe (n = 11)

Niereninsuffizienz	
vorbestehend	2mal
neuauftretend	2mal
Zwei prophylaktische Maßnahmen	4mal
Alter über 65 Jahre	6mal
Hoher K-Ausgangswert > 5 mval/l	2mal
Partiell diuretische Saluretica-Dosis	8mal
	24mal

lustprophylaxe eine Hyperkaliämie entwickelten, waren älter als
65 Jahre. Diese Altersgruppe ist damit deutlich überrepräsen-
tiert. Am ehesten beruht dies darauf, daß bei alten Patienten
die Leistungsbreite der Nieren physiologischerweise eingeschränkt ist. In zwei weiteren Fällen fand sich ein hoher
Ausgangswert für das Serum-Kalium mit Werten zwischen 5,0 und
5,5 mval/l. In insgesamt acht Fällen war eine Kaliumprophylaxe
eingeleitet worden, obwohl eine Saluretika-Therapie nur mit
partieller Dosis betrieben wurde, eine Konstellation also, bei
der die Hypokaliämierate mit 11% relativ niedrig liegt.

3.2 Diabetogene Wirkung

Infolge unzureichender Definition schwanken auch die Angaben
über die Häufigkeit der diabetogenen Wirkung unter Langzeittherapie mit Diuretika sehr stark. Deshalb wird für die
folgenden Zahlenangaben als diabetogener Effekt definiert:
a) Verschlechterung der Glucosetoleranz,
b) erstmaliges Auftreten eines Diabetes mellitus bei Patienten
   mit asymptomatischem Diabetes mellitus,
c) Verschlechterung der Stoffwechsellage bei manifestem
   Diabetes mellitus und
d) die Auslösung eines diabetischen, meist hyperosmolaren,
   nicht acidotischen Komas.
   Unter Berücksichtigung dieser Definition ist bei gesunden
Personen ohne Prädisposition für Diabetes mellitus, d.h. bei
Personen mit normalem Körpergewicht, normaler Glucosetoleranz
und ohne familiäre Diabetesbelastung, eine diabetogene Wirkung
extrem selten (Tabelle 2). Das gleiche gilt für Hypertoniker
ohne Prädisposition für Diabetes mellitus. Dagegen ist in einem
unausgewählten Hypertonikerkollektiv in 16% der Fälle eine
derartige Nebenwirkung nachweisbar. Die oben genannte Definition macht deutlich, daß in dieser Rate von 16% ein erheblicher
Anteil zwar biochemisch nachweisbarer, klinisch aber nicht
manifester Nebenwirkungen enthalten ist. Bei den Patienten mit
asymptomatischem Diabetes mellitus beträgt die Häufigkeit der
diabetogenen Wirkung 48%, bei Patienten mit manifestem Diabetes
mellitus 45%. Bei allen diesen Überlegungen zur diabetogenen
Wirkung der Diuretika bei antihypertensiver Langzeittherapie

<u>Tabelle 2.</u> Häufigkeit der diabetogenen Wirkung unter Langzeitbehandlung mit Thiazid-Diuretika

– Normalgewichtige Versuchspersonen	extrem selten

– Hypertoniker
  normalgewichtig
  normaler Glukosebelastungstest
  ohne familiäre Diabetesbelastung
	extrem selten

– Unausgewählte Hypertoniker	ca. 16%
– Patienten mit asymptomatischem Diabetes mellitus	ca. 48%
– Patienten mit manifestem Diabetes mellitus	ca. 54%

ist aber zu berücksichtigen, daß unausgewählte Hypertoniker in 30% der Fälle eine pathologische Glucosetoleranz bzw. einen manifesten Diabetes mellitus aufweisen. Bei Hypertonikern jenseits des 50. Lebensjahres liegt dieser Prozentsatz sogar bei 50% [2].

3.3 Harnsäureretention

Der Harnsäureanstieg bei Patienten, die über einen Zeitraum von zwei bis fünfundfünfzig Wochen mit verschiedenen Thiaziddiuretika behandelt worden sind, liegt im Mittel zwischen 0,9 und 1,9 mg%. Bei annähernd 2/3 der mit Diuretika behandelten Hypertoniker ist ein Anstieg über 1 mg% nachweisbar, etwa 20-25% der Patienten zeigen eine Harnsäureretention von mehr als 3 mg% [2].

3.4 Hämorrhagische Pankreatitis

Die Problematik der Nebenwirkungsanalyse soll stellvertretend an einem Beispiel aufgegriffen werden. Eine hämorrhagische Pankreatitis unter der Therapie mit Thiaziddiuretika ist in mindestens vier voneinander unabhängigen Publikationen beschrieben worden [4, 5, 6, 11]. Meist waren ältere Patienten betroffen, die für einen Zeitraum von 3-15 Monaten Diuretika erhalten hatten und keinerlei andere Prädisposition für eine Pankreatitis aufwiesen. Ein kausaler Zusammenhang dieser in jedem Fall extrem seltenen Komplikation mit der Diuretika-Therapie soll durch experimentelle Untersuchungen belegt werden, bei denen bei 10-20 Patienten unter Chlorothiazid ein Serumamylasenanstieg ohne klinische Symptome verzeichnet wurde und bei denen sich die Enzymwerte nach Absetzen der Medikation wieder normalisierten. Zusätzlich wiesen in tier-experimentellen Untersuchungen etwa 7% der untersuchten Mäuse nach Diuretika-Therapie entzündliche und nekrotische Veränderungen am Pankreas auf [1].

Aufgrund derartiger Daten bleibt die Frage offen, ob ein Kausalzusammenhang zwischen dem Auftreten einer hämorrhagischen Pankreatitis und der Gabe von Diuretika besteht, d.h. ob die hämorrhagische Pankreatitis als eine extrem seltene Nebenwirkung der Diuretika-Therapie gelten darf, oder ob es sich bei den berichteten Fällen um das zufällige Zusammentreffen von

Pankreatitis unter Diuretika-Therapie gehandelt hat. Die hier
angedeutete Problematik steht aber beispielhaft für eine ganze
Reihe von mehr oder weniger gut dokumentierten Nebenwirkungen
verschiedener Antihypertensiva.

4. Rauwolfia-Alkaloide

Für die Hypertoniker in der Bundesrepublik werden weiterhin am
häufigsten Rauwolfia-Alkaloide bzw. das Reserpin verordnet.
Zwar ist eine Therapie mit diesem Antihypertensivum sehr
kostengünstig, die Kritik an dieser Substanz stützt sich aber
auf die Auslösung depressiver Verstimmungen bzw. schwerer
Depressionen. In einer Dosierung bis 0,5 mg Reserpin pro Tag
wurden in den USA in 25% der behandelten Patienten depressive
Verstimmungen verzeichnet, in 1-2% der Fälle wurden schwere und
schwerste Depressionen ausgelöst, die sogar zu Suicidversuchen
führten [8]. In einer deutschen Studie wurden unter Verwendung
von Depressivitätsscores vor und nach Behandlung mit 0,05-0,5
mg Reserpin pro Tag innerhalb von 30 Tagen bei 10% aller
behandelten Hypertoniker klinisch-manifeste Depressionen
beobachtet [9].
   Nebenwirkungen wie z.B. Müdigkeit und das Symptom der
verstopften Nase treten unter der Therapie mit Reserpin bei
fast jedem zweiten Patienten auf. Dieses Beispiel macht
deutlich, wie sehr die Höhe der Nebenwirkungsrate von der
Therapiedauer abhängig ist. Denn die genannten Reserpin-Ne-
benwirkungen, die bei Therapiebeginn sehr häufig sind, gehen
nach 2 bis 4wöchiger Behandlung meist deutlich zurück,
verschwinden oder werden von den Patienten nicht mehr als
belästigend empfunden.

5. Dihydralazin

Dieses Antihypertensivum wurde früher in wesentlich höherer
Dosierung bis 1600 mg pro Tag eingesetzt und die Liste der
Nebenwirkungen datiert häufig aus einer Zeit, in der diese
Substanz noch isoliert eingesetzt wurde. Die ganz erhebliche
Dosisreduktion und die Forderung nach Kombinationsbehandlung
mit anderen Antihypertensiva machen es heute praktisch unmöglich,
die durch die Hydralazin-Komponente verursachten Nebenwirkungen
quantitativ und qualitativ exakt zu definieren (Tabelle 3).

Tabelle 3. Nebenwirkungen der Hydralazine bzw. Dihydralazine

Kopfschmerzen
Übelkeit und Erbrechen
Diarrhoe
Verstopfte Nase

Tachycardie
Angina pectoris
"Arthritis rheumatica"
"Lupus erythematodes"

Dies gilt insbesondere für Nebenwirkungen wie Kopfschemrzen,
Übelkeit, Erbrechen, Diarrhoe, verstopfte Nase, Tachykardie,
Angina pectoris, in Einzelfällen sogar Auslösung eines
Herzinfarktes.

Heute wird das Dihydralazin in der Hochdruckbehandlung immer
häufiger und in steigenden Dosierungen angewandt. In Zukunft
wird man deshalb vermehrt auf Symptomenkonstellationen achten
müssen, die einer Arthritis rheumatica bzw. einem Lupus
erythematodes entsprechen. Prädisponiert sind Patienten,
insbesondere Frauen, mit einer verminderten Aktivität der hepatischen Acetyltransferase [10]. Die sogenannte *Frühreaktion*
tritt im allgemeinen 10-20 Tage nach Beginn der Behandlung auf
und entspricht am ehesten dem Bild einer rheumatischen
Arthritis mit Temperaturen bis 40°, Gelenk- und Muskelschmerzen, Hautexanthem und Lymphknotenschwellung. Diese Reaktion
trat in einer Häufigkeit von 3% bei Patienten auf, die
innerhalb von 10-20 Tagen mit Gesamtdosen von 2,5 bis 10 g
Hydralazin, entsprechend Tagesdosen zwischen 125-1000 mg
behandelt worden waren [7]. Wenn Hydralazin an Patienten, die
eine Frühreaktion erlebt hatten, weitergegeben bzw. wiederver-
ordnet wurde, trat innerhalb von 5-18 Monaten bei jedem zweiten
eine überwiegend schwere Spätreaktion auf.

Diese sogenannte *Spätreaktion* kann nach wenigen Monaten,
aber auch nach jahrelanger Verabreichung erstmals auftreten.
Aufgrund des klinischen Bildes und des Nachweises von antinukleären Antikörpern ähnelt dieses "Hydralazin-Syndrom" einem
systemischen Lupus erythematodes. Bei Einzeldosen zwischen
100 und 1600 mg pro Tag, mittleren Dosen von 550 mg pro Tag,
wurde es immerhin in einer Häufigkeit von 11,8% beobachetet
[7]. Die klinische Symptomatik verschwindet nach Absetzen der
Präparate im allgemeinen innerhalb eines Monats, dagegen kann
der positive Nachweis von antinukleären Faktoren jahrelang
persistieren.

6. *Zusammenfassung*

Die Anwendungsweise und die Nebenwirkungen der Antihypertensiva
sind bei Patienten mit normaler und eingeschränkter Nierenfunktion im wesentlichen identisch. Die Besonderheiten der
Hochdrucktherapie bei Niereninsuffizienz lassen sich etwa
folgendermaßen zusammenfassen: Bei Kreatininwerten über 2 mg%
sind Thiazid-Diuretika häufig wirkungslos und müssen durch die
stark wirksamen Diuretika ersetzt werden, ferner verbietet sich
die Gabe von kaliumsparenden Diuretika als Routine oder zur
Prophylaxe eines Kaliumverlustes. Vielfach muß man während
einer wirksamen antihypertensiven Therapie eine Verschlechterung der Nierenfunktion in Kauf nehmen. Für die Verordnung von
Antihypertensiva gilt angesichts möglicher Änderungen ihrer
Pharmakokinetik das Gebot einer individuell einschleichenden
Dosierung zu Beginn und einer vorsichtigen stufenweise
Dosissteigerung nach Maßgabe der Blutdrucksenkung und der
Nebenwirkungen. Viele Nebenwirkungen der Antihypertensiva
gleichen den Symptomen des Urämie-Syndroms.

Häufigkeit und Schweregrad der Nebenwirkungen von Antihypertensiva hängen von einer Vielzahl von Einzelfaktoren ab. Obwohl

diese Tatsache die Angabe von Nebenwirkungsraten ganz beträchtlich erschwert, wird ein derartiger Versuch für einzelne,
ausgewählte Antihypertensiva und ihre Nebenwirkungen unternommen.

Literatur

1. Cornish AL, McClellan JT, Johnston DH (1961) Effects of chlorothiazide
   on the pancreas. N Engl J Med 265:673
2. Holzgreve H (1973) Diuretica. In: Kümmerle HP, Gossens N (Hrsg) Klinik
   und Therapie der Nebenwirkungen. Thieme, Stuttgart S 707
3. Holzgreve H (1978) Kalipenie bei saluretischer Therapie. In: Blum KH,
   Glassen HG (Hrsg) Aktuelle Probleme der Kalipenie. Editio Cantor,
   Aulendorf
4. Johnston DH, Cornish AL (1959) Acute pancreatitis in patients
   receiving chlorothiazide. J Am Med Ass 170:2054
5. Jones MF, Caldwell JR (1962) Acute hemorrhagic pancreatitis
   associated with administration of chlorothalidone. N Engl J Med 267:1029
6. Minkowitz S, Soloway HB, Hall JE, Yermakov V (1964) Fatal hemorrhagic
   pancreatitis following chlorothiazide administration in pregnancy.
   Obstet and Gynec 24:337
7. Perry HM (1973) Late toxicity to hydralazine resembling systemic lupus
   erythematosus or rheumatoid arthritis. Am J Med 54:58
8. Quetsch RM, Achor RWP, Litin EM, Faucett RL (1959) Depressive reactions
   in hypertensive patients: a comparison of those treated with rauwolfia
   and those receiving no specific antihypertensive treatment. Circulation
   19:366
9. Schwarz D, Michel D, Strian F (1973) Depressive Reaktionen unter
   antihypertensiver Behandlung. Arch Psychiatr Nervenkr 218:41
10. Strandberg I, Boman G, Hassler L, Sjöqvist F (1976) Acetylator pheno-
    type in patients with hydralazine-induced lupoid syndrome. Acta Med
    Scand 200:367
11. Wenger J, Gross PR (1964) Acute pancreatitis related to hydrochloro-
    thiazide therapy. Gastroenterology 46:768

Dialysance von Medikamenten

G. Seyffart, Oberursel

Der Begriff Clearance ist eine gute Funktionsgröße für die
Nieren. Er bietet, bezogen auf 1,73 m^2 Körperoberfläche eine
standardisierte Aussage über ihre Leistung.

Für die künstliche Niere, vor allem für die Hämodialyse, lag
es nahe, den Begriff Clearance auch hier zu übernehmen. Das ist
jedoch ungleich schwieriger als die Berechnung der GFR im
physiologischen Bereich, weil das Kompartment Dialysator von
vielen Variablen abhängt und deshalb eine absolute Größe wohl
nicht für jeden Fall gültig erstellt werden kann. Die Variablen
sind:
1. Blutflußgeschwindigkeit
2. Dialysatflußgeschwindigkeit
3. Dialysatoroberfläche
4. Blutflußcharakteristica im kapillären Bereich
5. Dialysatflußcharakteristica im kapillären Bereich.

Erste Berechnungen zur mathematischen Erfassung der künst-
lichen Niere von Wolf et al. [15, 16] und von Renkin [9] sind
heute noch für Dialysance-Bestimmungen maßgeblich, sind aber
für den Klinikarzt nur mit Mühe anwendbar. Andere Dialysance-
Berechnungen unter Einbeziehung vieler Parameter und unter
Verwendung der höheren Mathematik zeigten immer klarer, daß
das Phänomen Dialysator nur unvollständig berechenbar ist [1-
3, 5, 6, 8, 10, 11]. Im deutschsprachigen Raum versuchte vor
allem Bauer [3] den Stofftransport im Plattendialysator zu definieren, wobei jedoch als Blut und Dialysat eine ideale Flüs-
sigkeit, also Wasser und für den Fluß nur laminare Strömung
angenommen werden konnte.

In den Tabellen 1 bis 4 [4, 7, 12-14] sind Aussagen über
Effektivität und Dialysancen vor allem bei der Hämodialyse
zusammengestellt, jedoch nur unter Vorbehalt, denn die
Ergebnisse sind weniger mathematisch untermauert, oft sind
sogar die Daten, die zu einem Ergebnis geführt haben, nicht
einmal bekannt. Es wird also in den Tabellen davon ausgegangen,
daß die publizierten Ergebnisse zum überwiegenden Teil im
Bereich der Schätzung liegen und nicht unbedingt den Anspruch
auf wissenschaftliche Exaktheit erheben. Die verschiedenen
mitgeteilten Ergebnisse decken sich aber für viele Substanzen
und die verschiedenen Dialyseverfahren.

Tabelle 1: Hier sind alle *Medikamente* aufgeführt, für die
Erfahrungen bei der Peritonealdialyse, Hämodialyse und
Hämoperfusion über Aktivkohle oder Resine vorliegen.

Tabelle 2: Diese Tabelle stellt eine Zusammenstellung aller
der *Medikamente* dar, *deren Dialysancen* aus verschiedenen
Gründen (hohe Eiweißbindung, geringe Konzentration im Blut,
große Gewebeaffinität etc.) *gering sind* und deshalb für den
klinischen Bereich keine große Bedeutung haben. Sie werden im
folgenden nicht weiter berücksichtigt.

Tabelle 1. Elimination von Medikamenten durch Peritonealdialyse (PD), Hämodialyse (HD) und Hämoperfusion (HP) über Aktivkohle oder Ionentauscher (Zeichenerklärung am Schluß)

Medikament	PD	HD	HP	Medikament	PD	HD	HP
Acebutolol	?	+	?	Chloroquin	+	+	+
Allobarbital	?	?	?	Chlorpromazin	(+)	(+)	++
Amikacin (Am)	+	+++	?	Chlorpropamid	?	?	?
Aminophenazon	?	+	?	Chlortetra-			
Amitriptylin	–	(+)	(+)	cyclin (Te)	+	+	?
Amobarbital	(++)	(++)	(+)	Chróm	+	+	?
Amoxillin				Clindamycin	+	+	?
(Pen)	+	+++	?	Clobazam	(+)	(+)	?
Amphoteri-				Clofibrat	(+)	(+)	?
cin B	(+)	(+)	?	Cloxacillin			
Amphetamin	+	+	++	(Pen)	+	+	?
Ampicillin				Colchicin	(+)	(+)	?
(Pen)	(+)	++	+	Colistin	(+)	+	?
Aprobarbital	–	++	?	Cyclobarbital	+	+++	?
Atropin	–	(+)	?	Cyclo-			
Ascorbinsäure	?	++	?	phosphamid	?	++	?
Azathioprin	?	++	?	Cycloserin	?	++	?
Bacitracin	+	+	?	Desipramin	(+)	(+)	++
Barbital	++	+++	+	Diaethylallyl-			
Benzydamin	?	?	?	acetamid	+	++	+++
Bromide	++	++++	– A + R	Diaethyl- pentenamid	+	++	+++
Butabarbital	++	+++	+++	Diazepam	(+)	(+)	+++
Carbamazepin	(+)	+	?	Diazoxid	(+)	+	?
Carbromal und				Dibenzepin	?	++	+++
Bromisoval	+	+++	+++	Dicloxacillin			
Carbenicillin				(Pen)	(+)	(+)	?
(Pen)	+	++	?	Digitoxin	–	(+)	+
Cephalexin				Digoxin	(+)	++	+++
(Ce)	+	+++	?	Diphen-			
Cephazolin				hydramin	?	++	+++
(Ce)	(+)	++	?	Diquat	+	+++	++++
Cephaloridin				Doxepin	?	++	?
(Ce)	+	+++	?	Doxycyclin			
Cephalotin				(Te)	(+)	+	?
(Ce)	+	++	?	Eisen	?	++	?
Cephapirin				Ergotamin	+	(+)	?
(Ce)	+	+++	?	Erythromycin	+	(+) ?	?
Chinidin	+	+	+	Ethambutol	++	+++	?
Chinin	+	+	+	Ethchlorvynol	+	++	+++
Chloralhydrat	+	++	?	Ethinamat	?	++	?
Chlorampheni-				Eukalyptusöl	?	+++	?
col	+	++	?	Fluorouracil	+	++	?
Chlorat	++	++	?	Gallamin	++	+++	?
Chlor-				Gentamicin			
diazepoxid	?	(+)	(+)	(Am)	+	++	?

<u>Tabelle 1.</u> Fortsetzung

Medikament	PD	HD	HP
Glutethimid	+	++	++++
Hexobarbital	++	+++	+++
Hydralazin	?	?	?
Imipramin	+	++	+++
Isoniazid	++	+++	+
Kalium	+++	++++	- A +++ R
Kampfer	?	++	+
Kanamycin (Am)	+	+++	?
Lincomycin	+	++	?
Lithium	++	+++	?
Mannit	+	+++	?
Meprobamat	++	+++	+++
Methacyclin (Te)	(+)	+	?
Methadon	?	++	?
Methaqualon	++	+++	+++
Methicillin (Pen)	+	+	?
Methotrexat	?	+++	?
Methoxy-fluran	?	++	?
α-Methyldopa	++	+++	?
Methylpredni-solon	+	+	?
Methyprylon	+	+++	++++
Minoxidil	?	?	?
Nafcillin (Pen)	(+)	+	?
Nalidixin-säure	?	?	?
Natrium-chlorid	++++	++++	- A + R
Neomycin (Am)	+	+++	?
Nitrazepam	(+)	(+)	++
Nitrit	?	+++	- A + R
Nitrofuran-toin	?	++	?
Nortriptylin	-	(+)	(+)
Orphenadrin	+	++	?
Oxacillin (Pen)	(+)	+	?
Oxazepam	(+)	(+)	++
Oxytetra-cyclin (Te)	+	++	?

Medikament	PD	HD	HP
Paracetamol	+	++	+++
Paraldehyd	++	+++	?
Pargylin	+	?	?
Penicillin G	+	++	+
Pento-barbital	+	+++	+++
Phenacetin	+	++	?
Phenazon	?	?	?
Phenelzin	?	?	?
Phenobarbital	++	+++	+++
Phenylbutazon	?	?	?
Phenytoin	++	+++	++
Polymyxin B	+	++	?
Practolol	?	?	?
Primidon	+	++	?
Procainamid	++	+++	?
Promazin	(+)	(+)	++
Promethazin	(+)	(+)	?
Propafenon	?	?	?
Propranolol	(+)	+	?
Propoxyphen	+	+++	+
Protriptylin	-	(+)	(+)
Pyrithyldion	?	?	?
Reserpin	?	(+)	?
Rifampycin B	+	+	?
Rubidium	?	+	?
Salicylsäure	++	++++	+++
Secobarbital	+	+++	+++
Sisomycin (Am)	+	++	?
Streptomycin (Am)	+	++	?
Strophantin	(+)	+	?
Strychnin	?	?	++
Sulfonamide	+	+++	?
Tetracyclin	(+)	+	?
Tilidin	?	?	?
Thiopental	?	(++)	++
Thioridazin	(+)	(+)	++
Thiozyanat	?	++++	?
Tobramycin (Am)	?	++	?
Tranyl-cypromin	?	++	?
Trifluor-perazin	(+)	(+)	++
Vancomycin	(+)	+	?

Tabelle 2. Geringe bis unwesentliche Dialysance von Medikamenten bei Peritonealdialyse (PD), Hämodialyse (HD) und Hämoperfusion (HP) über Aktivkohle oder Ionentauscher

Medikament	PD	HD	HP
Acebutolol	?	+	?
Allobarbital	?	?	?
Aminophenazon	?	+	?
Amitriptylin	-	(+)	(+)
Amobarbital	(++)	(++)	(+)
Ampho-tericin B	(+)	(+)	?
Amphetamin	+	+	++
Atropin	-	(+)	?
Bacitracin	+	+	?
Benzydamin	?	?	?
Carbamazepin	(+)	+	?
Chinidin	+	+	+
Chinin	+	+	+
Chlor-diazepoxid	?	(+)	(+)
Chloroquin	+	+	+
Chlorpromazin	(+)	(+)	++
Chlorpropamid	?	?	?
Chlortetra-cyclin	+	+	?
Chrom	+	+	?
Clindamycin	+	+	?
Clobazam	(+)	(+)	?
Clofibrat	(+)	(+)	?
Cloxacillin	+	+	?
Colchicin	(+)	(+)	?
Colistin	(+)	+	?
Desipramin	(+)	(+)	++
Diazepam	(+)	(+)	+++
Diazoxid	(+)	+	?
Dicloxacillin	(+)	(+)	?
Doxycyclin	(+)	+	?
Ergotamin	+	(+)	?
Erythromycin	+	(+) ?	?
Hydralazin	?	?	?
Methacyclin	(+)	+	?
Methicillin	+	+	?
Methylpredni-solon	+	+	?
Minoxidil	?	?	?
Nafcillin	(+)	+	?
Nalidixin-säure	?	?	?
Nitrazepam	(+)	(+)	++
Nortriptylin	-	(+)	(+)
Oxacillin	(+)	+	?
Oxazepam	(+)	(+)	++
Pargylin	+	?	?
Phenazon	?	?	?
Phenelzin	?	?	?
Phenylbutazon	?	?	?
Practolol	?	?	?
Promazin	(+)	(+)	++
Promethazin	(+)	(+)	?
Propafenon	?	?	?
Propranolol	(+)	+	?
Protriptylin	-	(+)	(+)
Pyrithyldion	?	?	?
Reserpin	?	(+)	?
Rifampycin B	+	+	?
Strophantin	(+)	+	?
Tetracyclin	(+)	+	?
Tilidin	?	?	?
Thioridazin	(+)	(+)	++
Trifluor-perazin	(+)	(+)	++
Vancomycin	(+)	+	?

Zeichenerklärung zu Tabelle 1 und 2:

A	= Aktivkohle	-	= Elimination nicht möglich
(Am)	= Aminoglycosid	+	= geringe Dialysance
(Ce)	= Cephalosporin	++	= mittlere Dialysance
(Pen)	= Penicillin	+++	= große Dialysance
R	= Resine, Austauschharze	++++	= sehr große Dialysance
(Te)	= Tetracyclin		

(+) = Elimination möglich, toxikologisch uninteressant
(++) = Elimination möglich, toxikologisch uninteressant
(+++) = Elimination möglich, toxikologisch uninteressant
? = Eliminationsweg bisher nicht untersucht

<u>Tabelle 3.</u> Dialysance von Medikamenten bei Peritonealdialyse (PD), Hämodialyse (HD) und Hämoperfusion (HP) über Aktivkohle oder Ionentauscher. Dialysance nur von toxikologischer Bedeutung

Medikament	PD	HD	HP	Medikament	PD	HD	HP
Barbiturate				Diaethyl-			
Aprobarbital	–	++	?	pentenamid	+	++	+++
Barbital	++	+++	+	Ethchlorvynol	+	++	+++
Butabarbital	++	+++	+++	Glutethimid	+	++	++++
Cyclobarbital	+	+++	?	Meprobamat	++	+++	+++
Pentobarbital	+	+++	+++	Methadon	?	++	?
Phenobarbital	++	+++	+++	Methaqualon	++	+++	+++
Secobarbital	+	+++	+++	Methyprylon	+	+++	++++
Thiopental	?	(++)	++	Paracetamol	+	++	+++
				Paraldehyd	++	+++	?
Analgetica,				Phenacetin	+	++	?
Sedativa				Primidon	+	++	?
			– A	Propoxyphen	+	+++	+
Bromide	++	++++	+ R	Tranyl-			
				cypromin	?	++	?
Carbromal und							
Bromisoval	+	+++	+++				
Diaethylallyl-				*Sonstige*			
acetamid	+	++	+++	Kampfer	?	++	+

Zeichenerklärung:

A = Aktivkohle   ++   = mittlere Dialysance
R = Resine, Austauschharze   +++ = große Dialysance
– = Elimination nicht möglich   ++++ = sehr große Dialysance
+ = geringe Dialysance   ?   = Eliminationsweg bisher nicht untersucht

    Tabelle 3: Hier wird das Thema Dialysancen von Medikamenten noch weiter eingeengt. Hier finden sich *Medikamente, die vornehmlich im toxikologischen Bereich Bedeutung haben,* d.h. bei suizidalen und akzidentellen Vergiftungen. Therapeutische Dosierungsänderungen unter Dialysebehandlung spielen hier eine untergeordnete Rolle. Auch diese Substanzen werden im folgenden nicht mehr berücksichtigt.

    Tabelle 4: Die Tabelle stellt Dialyseerfahrungen und Dialysanceaussagen von *Medikamenten im eigentlichen Sinne* dar. Es handelt sich um Medikamente, deren Konzentrationsveränderungen im Organismus unter der Dialyse beachtet werden müssen. Der therapeutische Wirkspiegel muß unter diesen veränderten Voraussetzungen übersichtlich bleiben. Soweit Serumhalbwertzeiten unter Normalbedingungen, bei Nierenversagen und unter Einfluß der Hämo- und Peritonealdialyse bekannt sind, wurden sie erfaßt. In der letzten Spalte dieser Tabelle wurde versucht, Dosierungsänderungen unter Dialyse anzugeben. Es hat sich gezeigt, daß vor allem unter Hämodialysebedingungen die therapeutischen Dosen manchmal erhöht werden sollten. Genaue

Tabelle 4. Dialysancen der wesentlichen dialysablen Medikamente und therapeutische Konsequenzen

Medikament	Dialysance (ml/min)		Halbwertszeit (h)				Änderung der Dosierung
	PD	HD	N	NV	PD	HD	
Ascorbinsäure	?	++	–	–	↓	↓↓↓	↑ (HD)
Chinidin	+	+ (10)	4–7	9	–	↓↓	evtl. ↑ (HD)
Chinin	(6–13)	+				↓	keine
Chloralhydrat	+	++	8	↑	↓	↓↓	evtl. ↑ (HD)
Chlorat	++	++					–
Diazoxid	(+)	+	22–31		(↓)	↓	keine
Dibenzepin	?	++				↓	keine
Digitoxin	–	(+)	144	216	–	↓	keine
Digoxin	(+) (5–8)	++ (10–20)	36	120	(↓)	↓↓	keine
Diphenhydramin	?	++ (10)	13–24	↑	?	8	evtl. ↑ (HD)
Doxepin	?	++	4		?	↓	keine
Eisen	?	++	–	–	?	↓	keine
Ethinamat	?	++			?	↓	keine
Eukalyptusöl	?	+++	–	–	?	↓↓↓	–
Gallamin	++	+++			↓	↓↓	evtl. ↑ (HD)
Imipramin	+	++ (20)	3,5	↑	(↓)	↓	keine
Lithium	++	+++	16–24	40	↓	6	↑ (HD)
Methoxyfluran	?	++			?	↓	–
α-Methyldopa	++	+++	1,5–6,5	3–16	↓	↓↓	evtl. ↑ (HD)
Orphenadrin	+	++			(↓)	↓	keine
Phenytoin	++	+++	15	7	↓	↓↓	keine
Practolol	+	+	9	58	(↓)	14	keine
Procainamid	++ (um 60)	+++ (40–120)	3	8	(↓)	1–3	evtl. ↑ (HD)
Propranolol	(+)	(+)	3		–	–	keine
Salicylsäure	++ (20–40)	++++ (100)	1–4	↑	10	4	↑ (HD, PD)
Strophantin	(+)	+ (40)	14	60	(↓)	↓	↓↓ (HD)
Thiozyanat	?	++++ (200)			?	↓↓↓	Therapie verlassen
Aminoglycoside							
Amikacin	+	+++ (15–30)	2	30	20	3–5	evtl. ↑ (HD)
Gentamicin	+ (4–10)	++ (30)	2	40–70	10	3–5	evtl. ↑ (HD)
Kanamycin	+ (4–7)	+++ (30–40)	2–3	30–100	20–30	1–4	↑ (HD)
Neomycin	+ (10)	+++ (50)	?	↑	↓	↓↓↓	↑ (HD)
Sisomycin	+	++	3	40	–	↓	keine
Streptomycin	+	++ (20–40)	2	40–100	(↓)	1–5	evtl. ↑ (HD)
Tobramycin	?	++ (20–30)	3	35	16	5	keine

<u>Tabelle 4.</u> Fortsetzung

Medikament	Dialysance (ml/min)		Halbwertszeit (h)				Änderung der Dosierung
	PD	HD	N	NV	PD	HD	
Cephalosporine							
Cephalexin	+	+++	0,7	18	–	3,6	evtl. ↑ (HD)
Cephazolin	(+)	++	2	30	–	3–7	evtl. ↑ (HD)
Cephaloridin	+	+++	1,5	12–21	7–14	1–4	evtl. ↑ (HD)
Cephalotin	+	++	0,5–2	15–30	7	3,3	evtl. ↑ (HD)
Cephapirin	+	+++	0,7	3	↓↓	1,8	↑ (HD, PD)
Penicilline							
Amoxillin	+	+++	1–2	10	↓	2–5	↑ (HD)
Ampicillin	(+) (6–7)	++ (14–20)	1–2	6–15	7	0,6–6	evtl. ↑ (HD)
Carbenicillin	+ (7)	++	1,5	15–25	↓	1–4	evtl. ↑ (HD)
Cloxacillin	+	+	0,5		–	(↓)	keine
Dicloxacillin	(+)	(+)	0,5	1,5	–	–	keine
Methicillin	+	+	0,5	4	(↓)	↓	keine
Nafcillin	(+)	+	0,5	1,5	–	–	keine
Oxacillin	(+)	+	0,5	1÷2	1,5	1–5	keine
Penicillin G	+	++	0,5	10	(↓)	4	evtl. ↑ (HD)
Tetracycline							
Doxycyclin	+ (5)	+	5–20	80–100	–	(↓)	keine
Methacyclin	(+)	+	8	?	–	(↓)	keine
Oxytetra-cyclin	+	++	5–7	80–120	(↓)	↓	keine
Tetracyclin	(+)	+	6	36	–	24	keine
Sonstige Anti-biotica							
Chlorampheni-col	+	++	3	4	(↓)	3–6	keine
Clindamycin	+	+	2,5	3	–	(↓)	keine
Colistin	(+) (5–15)	+	4	15–35	10	5	keine
Cycloserin	?	++	12–20	?	?	↓	keine
Erythromycin	+	(+) ?	1,5	5	–	–	keine
Lincomycin	+ (13–15)	++	4–6	10–13	↓	↓↓	evtl. ↑ (HD)
Nalidixin-säure	?	?	1,5–2	?	?	?	?
Nitrofuran-toin	?	++ (70)	1–4	100	?	↓↓	evtl. ↑ (HD)
Polymyxin B	+	++	4	36	14	↓	keine
Rifampycin B	+	+					keine
Sulfonamide	+	+++			↓↓	+++	↑ (HD, PD)
Vancomycin	(+)	+	6	200	–	↓	keine
Tuberculostatica							
Ethambutol	++	+++ (30–50)	4–6	8	↓	↓↓	keine

Medikament	Dialysance (ml/min)		Halbwertszeit (h)				Änderung der Dosierung
	PD	HD	N	NV	PD	HD	
Isonazid	++ (10–15)	+++ (35)	2–4	17	9	4	↑ (HD, PD)
Immunsyppressiva Cytostatica							
Azathioprin	?	+++ (90–100)	3–4,5		↓	2,5	evtl. ↑ (HD)
Cyclo- phosphamid	?	++	6	↑	?	↓	keine
Fluorouracil	+	++			–	↓	keine
Methotrexat	?	+++	1,3,37	+	?	↓	keine
Methyl- prednisolon	+	+ (15–25)	2–4	4	?	2,5	keine

Dosierungsvorschriften können aber auch hier nicht gegeben werden, da nur die aktuelle Situation und die jeweilige Art und Länge der Dialyse zu einer individuellen Entscheidung über eine konkrete Dosierungsänderung führen kann.

Alle Daten sind lediglich als Richtwerte aufzufassen, für exakte Aussagen fehlen teilweise die Voraussetzungen im apparativen Bereich oder überhaupt noch fundierte Untersuchungen.

Literatur

1. Babb AL, Popovich RP, Christopher TG, Scribner BH (1971) The genesis of the square meter-hour hypothesis. Trans Soc Artif Intern Organs 17:81
2. Babb AL, Farrell PC, Uvelli DA, Scribner BH (1972) Hemodialyzer evaluation by examination of solute molecular spectra. Trans Am Soc Artif Intern Organs 18:98
3. Bauer HF (1976) Stofftransport im Plattendialysator. Biomed Tech 21:170
4. Bennett WM, Singer I, Coggins CJ (1974) A guide to drug therapy in renal failure. J Am Med Ass 230:1544
5. Frost TH, Jolly D, Kerr DNS (1973) Effect of membrane grain orientation on in vitro performance of a KILL dialyzer. Kidney Int 3:186
6. Lyman DJ (1978) Membranes. In: Drukker W, Parsons FM, Maher JF (ed) Replacement of renal function by dialysis. Nijhoff, The Hague Boston London p 69
7. Maher JF (1978) Pharmacologic aspects of regular dialysis treatment. In: Drukker W, Parsons FM, Maher JF (ed) Replacement of renal function by dialysis. Nijhoff, The Hague Boston London p 369

8. Popovich RP, Christopher G, Babb AL (1971) The effects of membrane
   diffusion and ultrafiltration properties on hemodialyzer design
   and performance. Chem Engin Prog Symp 67:105
9. Renkin E (1956) The relation between dialysance, membrane area,
   permeability and blood flow in the artificial kidney. Trans Am Soc Artif
   Intern Organs 2:102
10. Sargent JA, Gotch FA (1978) Principles and biophysics of dialysis
    In: Drukker W, Parsons FM, Maher JF (ed) Replacement of renal
    function by dialysis. Nijhoff, The Hague Boston London p 38
11. Seyffart G, Henne W, Marx G, Schroeder P, Gurland HJ (1974) Die
    Kapillarniere. Biomed Tech 19:174
12. Seyffart G (1975) Giftindex. Dialyse und Hämoperfusion bei Vergiftun-
    gen. Hrsg. Fresenius Stiftung. 1. Erg. 1977, 2. Erg. 1979 Bindernagel,
    Friedberg
13. Watanabe AS (1977) Pharmacokinetic aspects of the dialysis of
    drugs. Drug Intellig & Clin Pharm 11:407
14. Winchester JF, Gelfand MC, Knepshield JH, Schreiner GE (1977)
    Dialysis and hemoperfusion of poisons and drugs - update. Trans Am
    Soc Artif Intern Organs 23:762-842
15. Wolf AV, Remp DG, Kiley JE, Currie GD (1951) Artificial kidney function:
    kinetics of hemodialysis. J Clin Invest 30:1062
16. Wolf AV (1952) The artificial kidney. Science 115:193

Vitamin D-Therapie bei urämischer Osteopathie

E. Ritz, W. Kreußer, J. Bommer, Heidelberg

Liu und Chu [1] beobachteten 1943, daß bei niereninsuffizienten
Patienten Hypocalcämie, negative Calcium-Bilanz und Osteopathie
nicht auf physiologische Dosen von Vitamin D ansprechen, jedoch
auf pharmakologische Dosen von Vitamin D ausheilen. Aus diesen
Befunden schlossen Stanbury und Lumb [2], daß bei Niereninsuffizienz eine sogenannte Vitamin D-Resistenz vorliege. Das
Konzept der Vitamin D-Resistenz bei Niereninsuffizienz findet
seine Erklärung in der Beobachtung von Fraser und Kodicek [3],
daß in der Niere der aktivste Vitamin D-Metabolit 1,25(OH)2
Vitamin D durch ein in den Mitochondrien des Nierencortex
vorhandenes 1-Alpha-Hydroxylase-System gebildet wird. Ausfall
dieses Aktivierungs-Systems bei Niereninsuffizienz führt zur
Unwirksamkeit physiologischer Vitamin D-Dosen.

1. Beschreibung des Vitamin D-Stoffwechsels

Abbildung 1 faßt die Vorstellungen von Vitamin D-Stoffwechsel
zusammen, wie sie sich nach der Entdeckung von Fraser und
Kodicek ergeben. Vitamin D, als Vitamin D 2 (Ergocalciferol)
aus pflanzlichen Quellen oder Vitamin D 3 (Cholecalciferol) aus
tierischen Quellen, wird mit der Diät zugeführt oder unter
aktinischer Einwirkung in der Haut durch Photolyse aus 7-
Dehydrocholesterin gebildet. Vitamin D zirkuliert im Plasma,
locker gebunden an ein Transport-Protein, das Gc-Protein, wird
jedoch wegen seines hohen Partitionskoeffizienten vorzugsweise
in Muskulatur, Fettgewebe und Leber gespeichert. Im mikrosomalen Hydroxylierungs-System der Leber wird Vitamin D zu dem
wasserlöslicheren polaren Metaboliten 25-Hydroxycholecalciferol
hydroxyliert. Infolge seines Partitionskoeffizienten ist der
Verteilungsraum dieses Metaboliten geringer, so daß diese Substanz anteilsmäßig weniger in Fettgewebe und Muskulatur
gespeichert wird. Dieser Gesichtspunkt ist bei der therapeutischen Anwendung für die Pharmakokinetik der Substanz von
Bedeutung: Starke Polarität bedingt geringere Ganzkörperspei-
cher und kürzere Halbwertszeit. 25-Hydroxycholecalciferol wird,
wieder gebunden an das Gc-Transportprotein Transcalciferol, in
der Niere in einem zweiten Hydroxylierungsschritt zu 1,25(OH)2
Vitamin D umgewandelt. Der renale Hydroxylierungsschritt ist
sehr präzise reguliert. In Tabelle 1 sind die Faktoren
zusammengefaßt, welche die 1-Alpha-Hydroxylase im Nierencortex
aktivieren und damit zur Erhöhung der zirkulierenden 1,25(OH)2
Spiegel führen. Es sind dies: Kalziummangel, Phosphat-Depletion
und Hyperparathyreoidismus. Im Falle der Phosphat-Depletion
sind die Ergebnisse zur Zeit kontrovers; Tanaka und DeLuca [4]
fanden bei Phosphat-Depletion eine Aktivierung der 1-Alpha-

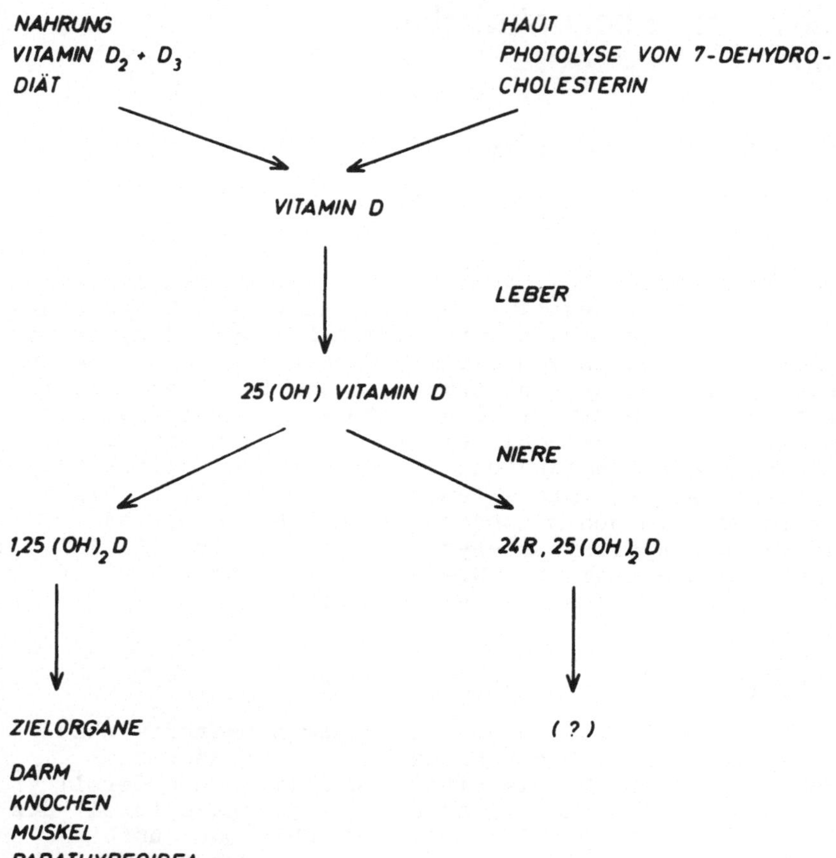

Abb. 1. Schema der Vitamin-D-Wirkung

Tabelle 1. Faktoren, welche die renale Synthese von 1,25(OH)2 Vitamin D steigern

---

a)   Calcium-Phosphat-Mangel
- Calcium-Mangel-Diät
- Phosphat-Depletion
Signal: PTH, Ca- und -P_i-Konzentration im Serum

---

b)   Gesteigerter Mineralbedarf
- Wachstum
- Schwangerschaft
- Laktation
Signal: STH, hPRL, Insulin, Sexualsteroide etc.

Hydroxylase, während die Befunde von Gottlieb und Norman [5]
eher mit der Annahme vereinbar sind, daß bei Phosphat-Depletion
die Halbwertszeit von 1,25(OH)2 Vitamin D verlängert ist.
Unabhängig von den Einzelheiten des Mechanismus erhöht jedoch
die Phosphat-Depletion die zirkulierenden 1,25(OH)2 Vitamin D
Spiegel.

Wir können also zusammengefaßt sagen, daß der Kalzium-
konservierende aktive Vitamin D-Metabolit immer dann vermehrt
synthetisiert wird, wenn dem Körper ein Zustand des Kalzium-
oder Phosphatmangels droht. Von Interesse sind die in den
letzten Jahren erhobenen Befunde, daß auch Sexualhormone,
speziell Östrogene und Prolaktin, die 1-Alpha-Hydroxylase
steigern [6, 7]. Die Stimulation des renalen Hydroxylase-
Systems durch Östrogene und Steigerung der 1-Alpha-Hydroxylase
durch Prolaktin sind homöostatisch sinnvoll, da bei der
laktierenden Frau ein erhöhter Kalzium-Bedarf besteht. Die
erhöhte Kalzium-Retention des wachsenden Organismus im
Kindesalter ist wohl erklärt durch den Befund, daß STH,
vermutlich mittels des in der Leber gebildeten STH-Mediators
Somatomedin, die renale 1-Alpha-Hydroxylase steigert [7].

Diese Befunde zeigen, daß immer dann, wenn aus Gründen der
äußeren Bilanz oder wegen Schwangerschaft Laktation oder
Wachstum ein erhöhter Kalzium-Bedarf des Organismus besteht,
die Synthese des renalen Vitamin D-Metaboliten 1,25(OH)2
Vitamin gesteigert wird.

2. *Vitamin D-Wirkungen am Zielorgan*

1,25(OH)2 Vitamin D wirkt an folgenden Zielorganen: Darm,
Knochen, Muskel, Parathyreoidea.

Am Darm steigert 1,25(OH)2 Vitamin D den aktiven Kalzium-
Transport. Am Knochen steigert es die Kalzium-Mobilisation aus
dem Altskelett und befördert, direkt oder indirekt, die
Mineralisation der unverkalkten Knochengrundsubstanz, des
Osteoids. Am Muskel steigert 1,25(OH)2 Vitamin D die ATP-
Konzentration und befördert den Kalziumtransport zu zellulären
Membranen [8]. Der Effekt von 1,25(OH)2 Vitamin D auf die
Parathyreoidea ist insofern von großem klinischen Interesse,
als die Parathormon-Ausschüttung auf diese Weise nicht
nur durch den Anstieg der ionisierten Kalzium-Konzentration gehemmt werden kann, sondern bereits durch den Konzentra-
tionsanstieg der Wirksubstanz 1,25(OH)2 Vitamin D sozusagen
antizipatorisch gebremst wird (s. Abb. 2). Diese Befunde, wie
sie z.B. von Chertow [9] erhoben wurden, blieben jedoch nicht
unwidersprochen [10, 11]. Der Befund ist für die Therapie der
renalen Osteopathie jedoch insofern von Interesse, als
1,25(OH)2 Vitamin D den renalen sekundären Hyperparathyreoidismus nicht nur durch Änderung der Kalzium-Konzentration im
Serum, sondern auch noch durch eine direkte Eigenwirkung
blockieren kann. In der Niere wird nicht nur 1,25(OH)2 Vitamin
D, sondern auch 24R, 25(OH)2 Vitamin D gebildet. Während die 1-
Alpha-Hydroxylase nur in der Niere vorkommt, sind jedoch auch
extrarenale 24-Hydroxylasen bekannt, z.B. in Darm und Knorpel,
so daß auch beim anephrischen Patienten noch meßbare 24R,

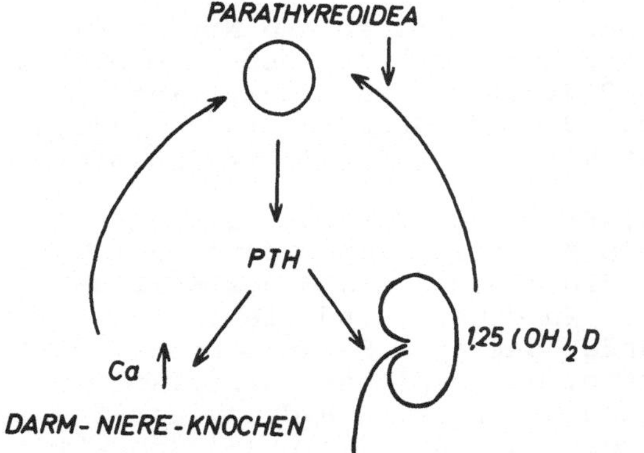

Abb. 2

25(OH)2 Vitamin D-Konzentrationen im Serum vorliegen [12, 13].
24R, 25(OH)2 Vitamin D ist nach den Untersuchungen von Tanaka
[14] am nierenlosen Tier, in welchem es nicht mehr in 1-Alpha-
Stellung zu 1,24, 25(OH)3 Vitamin D hydroxyliert werden kann,
biologisch unwirksam. Eine Hydroxylierung von 25(OH) Vitamin D
in Position 24 findet immer dann statt, wenn der Organismus
sich im Zustand des Kalzium-Überschusses befindet und genügend
zirkulierendes 1,25(OH)2 Vitamin D vorhanden ist. 1,25(OH)2
Vitamin D vermindert durch feed back-Hemmung die Hydroxylierung
in Position 1-alpha und stimuliert die Hydroxylierung in
Position 24.

In Abbildung 3 sind die heutigen Vorstellungen zum zellulären Mechanismus der Vitamin D-Wirkung zusammengefaßt [15].
1,25(OH)2 Vitamin D wird zunächst an einen zytoplasmischen
Rezeptor mit 3,7S gebunden. Dieser zytoplasmische Rezeptor wird
in den Zellkern transferiert und tritt dort in Wechselwirkung
mit einem Euchromatin-Rezeptor. Dies ermöglicht die Synthese
von messenger - RNS, welche dann an den Ribosomen des Zyto-
plasma die Synthese spezifischer Wirkproteine induziert. Es
handelt sich hier also um einen Wirkmechanismus, wie er für
andere Steroid-Hormone, z.B. Östrogene im Uterus, Androgene
in der Prostata oder Aldosteron an der Krötenblase, bereits
hinreichend bekannt ist.

In Abbildung 4 ist nach DeLuca [15] die Bindungsfähigkeit
des zytoplasmischen Rezeptors aus der Darmmukosa des Hühnchens
für verschiedene Vitamin D-Metabolite festgehalten. Wird die
Bindungsfähigkeit für 1,25(OH) 2 Vitamin D gleich 1 gesetzt, so
beträgt die Bindungsfähigkeit gegenüber 5,6-Trans-25(OH)CC etwa
ein Zweihundertstel, für 25(OH) Vitamin D etwa ein Tausendstel
und für 24R, 25(OH)2 Vitamin D ein Fünftausendstel der
Bindungsaffinität von 1,25(OH)2 Vitamin D.

3. *Serumspiegel der Vitamin D-Metaboliten bei
urämischen Patienten*

Mawer et al. [16] konnten zeigen, daß funktionell nierenlose
Individuen nicht mehr in der Lage sind, 3 H-markiertes 25(OH)

NA +
Ca + +
Ca + +
Na +
Na +
Ca + +
Ca + +
Na +
Na +
Ca + +
Ca + +
Ca + +
3.7S
1,25
RNA
Transport
Proteins
Abb. 3

M Ratio
1
10
10²
10³
10⁴
10⁵
10⁶
1,25(OH)₂D₃
1,25(OH)₂D₂
1,24R,25(OH)₃D₃
1,24S,25(OH)₃D₃
5,6-trans-25OHD₃
1 α -OHD₃
24R-OHD₃
25OHD₃
24R, 25(OH)₂D₃
25,26(OH)₂D₃
3-deoxy-1 α -OHD₃
24S-OHD₃
24S,25(OH)₂D₃
D₃

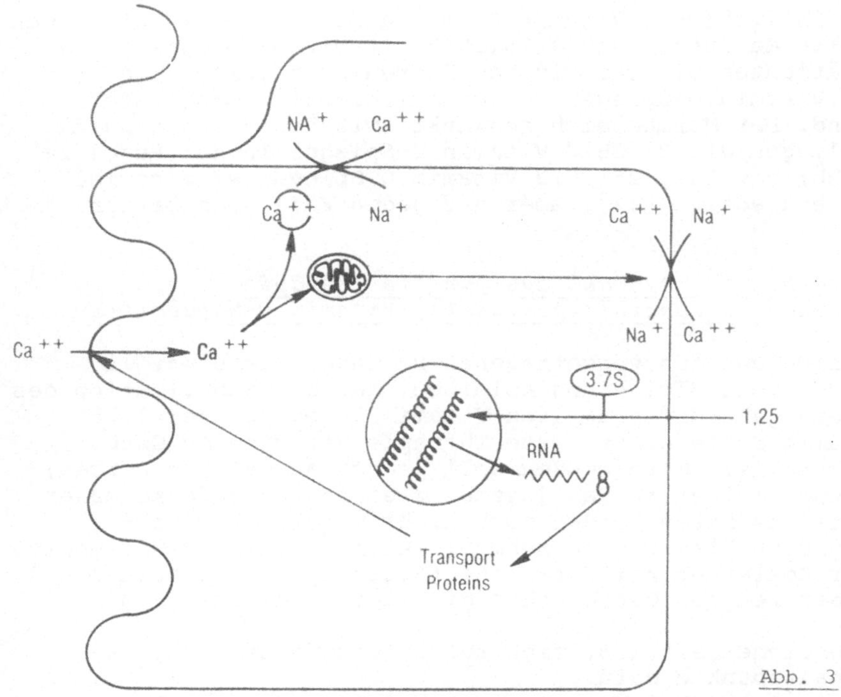

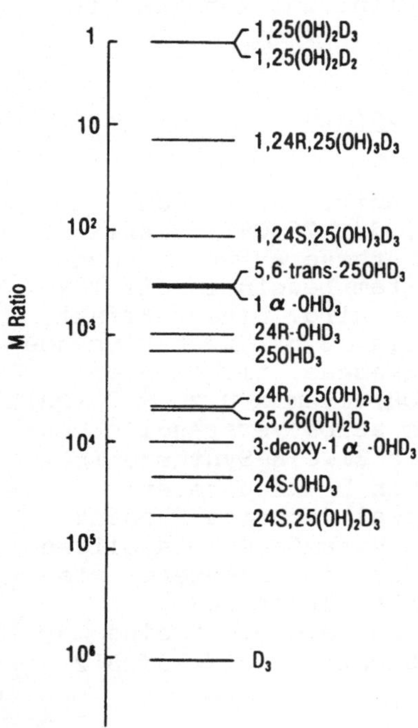

Abb. 4

Vitamin D in 1,25(OH)2 Vitamin D umzuwandeln. In der Tat zeigen
auch direkte Messungen der 1,25(OH)2 Vitamin D-Spiegel [17],
daß bei Patienten mit chronischer Niereninsuffizienz die
1,25(OH)2 Vitamin D-Spiegel im Serum erniedrigt oder nicht
meßbar sind. Der Normbereich schwankt zwischen 2 und 5 ng/dl.
Hingegen liegen die 25(OH)2 Vitamin D-Spiegel in der Regel im
Normbereich; die 24R, 25(OH)2 Vitamin D-Spiegel sind normal
[13] oder erniedrigt [12], aber auf jeden Fall noch meßbar.

*4. Probleme bei der Auswahl des für die Therapie
der urämischen Osteopathie geeigneten Vitamin D-Metaboliten*

Es ließe sich aus den vorgetragenen Befunden die sinnvoll
erscheinende Schlußfolgerung ableiten, daß die Substitution des
in der Niere gebildeten aktiven Vitamin D-Metaboliten 1,25
(OH)2 Vitamin D die sinnvollste Therapie der renalen Osteopathie darstellt. Im folgenden soll jedoch ausgeführt werden,
daß aufgrund einiger in den letzten zwei Jahren aufgekommenen
Unklarheiten es heute leider noch nicht möglich ist, abschließend dazu Stellung zu nehmen, welche Vitamin D-Metabolite
in welcher Dosierung bei Niereninsuffizienz zur Prophylaxe und
Therapie der renalen Osteopathie die ideale Therapieform
darstellt.
    Diese Unsicherheit läßt sich auf 2 Befunde stützen. Es be-
stehen Anhaltspunkte dafür,
a) daß außer 1,25(OH)2 Vitamin D noch andere Vitamin D-
Metabolite Eigenwirkungen aufweisen, die durch 1,25 (OH)2
Vitamin D nicht vermittelt werden und nicht imitiert werden
können und
b) daß 1,25(OH)2 Vitamin D am Knochen nicht das "antirachiti-
sche" Vitamin D-Hormon darstellt.

*5. Wirkung nicht renaler Vitamin D-Metabolite
an Darm und Knochen*

Birge [18] konnte in vitro am musculus epitrochearis des
Vitamin D-defizienten Hühnchens zeigen, daß 25(OH)2 Vitamin D
einen direkten Effekt auf die Eiweiß-Synthese aufweist, wenn
diese als Einbau von radioaktiv markiertem Leucin in die TCA-
präzipitierbare Proteinfraktion gemessen wird. Dieser Effekt
konnte durch Actinomycin T oder Puromycin, d.h. durch Blockade
auf der Transkriptions- und Translationsebene, nicht unter-
bunden werden. Eine Umwandlung von 25(OH)Vitamin D zu 1,25(OH)2
Vitamin D ist in diesem in vitro-System selbstverständlich unmöglich. Der beschriebene Effekt auf die Eiweiß-Synthese ist
daher als Eigenwirkung von 25(OH) Vitamin D aufzufassen.
    Die Befunde von Birge [18] stützen zwei wichtige Thesen:
1. Es gibt offensichtlich Wirkungen von Vitamin D-Metaboliten,
die nicht durch die Wirkung auf der Transkriptionsebene, wie
sie Steroidhormonen eigen ist, vermittelt werden und
2. 25(OH)2 Vitamin D zeigt Eigenwirkungen, die nicht eine
vorherige Umwandlung dieser Vorläufer-Substanz in 1,25(OH)2
Vitamin D zur Voraussetzung haben.

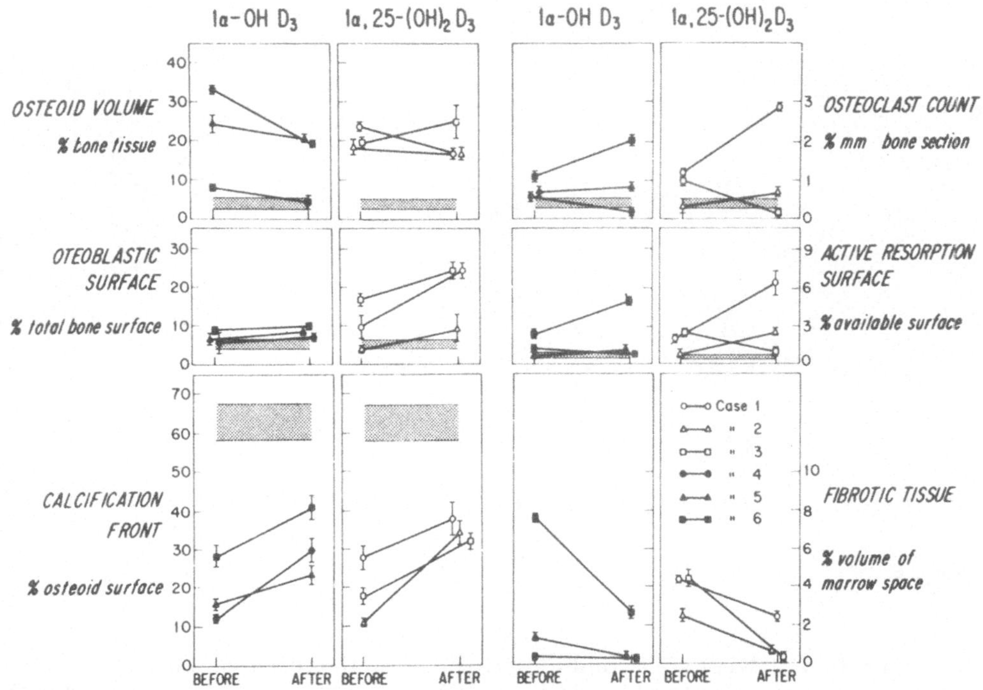

Abb. 5

Nachdem also an extraossären Organen Vitamin D-Effekte
nachweisbar sind, die nicht auf 1,25(OH)2 Vitamin D zurückge-
führt werden können, erhebt sich nun die Frage, ob auch am
Skelett 1,25(OH)2 Vitamin D der einzig antirachitisch wirksame
Metabolit ist. Diese Frage kann heute noch nicht abschließend
beantwortet werden. Abbildung 5 zeigt eine Arbeit von Bordier
[18, 19]. Patienten mit Vitamin D-Mangel-Osteomalazie erhielten
Vitamin D, 25(OH)Vitamin D oder 1-Alpha-OH-Vitamin D respektive
1,25(OH)2 Vitamin D. Die Autoren folgerten, daß der Zuwachs der
osteoiden Säume mit Mineralisationsfront, ein Hinweis auf die
Ausheilung der Osteomalazie, bei Gabe von 25(OH) Vitamin D
größer sei als bei Gabe von 1,25(OH)2 Vitamin D. Gegen die
verwandte Methodik der Darstellung der Mineralisationsfront
sind zwar erhebliche Einwände vorzubringen; außerdem ist ein
Einpunkte-Vergleich der Wirkung ohne volle Dosis-Wirkungskurve
nur beschränkt aussagekräftig. Es ist jedoch derzeit angesichts
der geschilderten Befunde einfach nicht zu entscheiden, ob die
alleinige Gabe von 1,25(OH)2 Vitamin D oder der entsprechenden
analogen Substanzen 1-Alpha-(OH)-Vitamin D rsp. 5,6-Trans-
(OH)CC die Idealform der Therapie der urämischen Osteomalazie
darstellen.

6. *Kontroverse über die Wirkung von 24,25(OH)2 Vitamin D bei Niereninsuffizienz*

Neuere, noch unbestätigte Untersuchungen erschüttern die
klassische Vorstellung, daß der renale Metabolit 1,25(OH)2

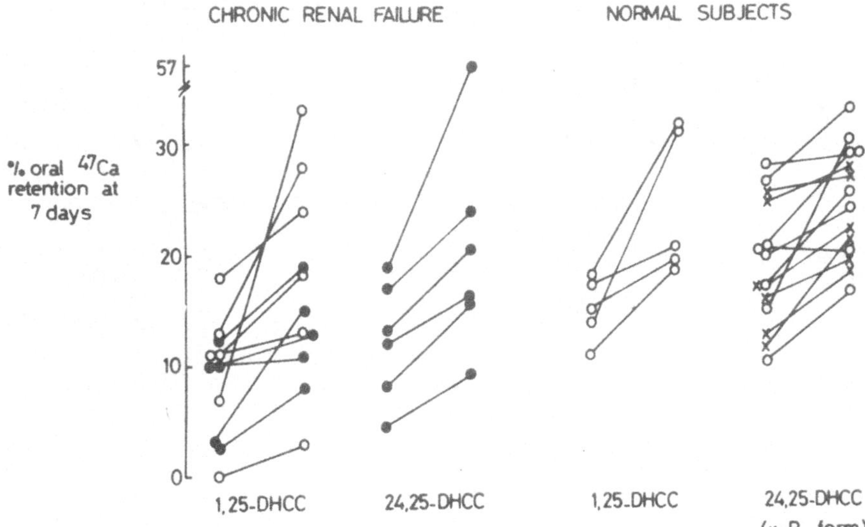

Abb. 6

Vitamin D die Wirkform und der renal (und extrarenale)
synthetisierte Metabolit 24R, 25(OH)2 Vitamin D eine biologisch
unwirksame Abbauform darstellt. Kanis et al. [20] fanden, daß
sowohl bei niereninsuffizienten als auch bei nierengesunden
Individuen die intestinale Kalzium-Absorption mit 1,25(OH)2
Vitamin D in gleicher Weise wie mit 24R, 25(OH)2 Vitamin D
gesteigert wird (Abb. 6) . Dies ist insofern von Interesse, als
frühere tierexperimentelle Befunde der Gruppe von DeLuca
gezeigt haben, daß 24R, 25(OH)2 Vitamin D am nierenlosen Tier
nicht wirksam ist. Von besonderem Interesse ist nun die weitere
Beobachtung, daß sowohl 24R, 25(OH)2 Vitamin D als auch
1,25(OH)2 Vitamin D die intestinale Kalzium-Absorption
steigerten; während 1,25(OH)2 Vitamin D jedoch eine Hyper-
calciurie bewirkte, blieb diese unter 24R, 25(OH)2 Vitamin D -
wie übrigens auch unter Vitamin D selbst - aus (Abb. 7). Dies
würde bedeuten, daß die Skelett-Kalzium-Bilanz unter 24R,
25(OH)2 Vitamin D positiv wird, während bei Gabe von 1,25(OH)2
Vitamin D dieser Effekt unterbleibt. Diese Befunde bedürfen
noch der Bestätigung; sie sind in der vorliegenden Form auch
noch nicht beweiskräftig, da keine Dosiswirkungskurve über den
vollen Wirkbereich erstellt wurde. Die Befunde haben jedoch
insofern potentiell weitreichende Implikationen für die Wahl
von Vitamin D-Metaboliten in der Therapie der urämischen
Osteopathie, als 24R, 25(OH)2 Vitamin D offensichtlich zu einer
stärker positiven Kalzium-Bilanz führen könnte als 1,25(OH)2
Vitamin D.

7. Pharmakokinetische Unterschiede zwischen einzelnen Vitamin D-Metaboliten

Vitamin D, die Muttersubstanz, und die verschiedenen Metabolite
können sich in zweierlei Hinsicht unterscheiden:

110

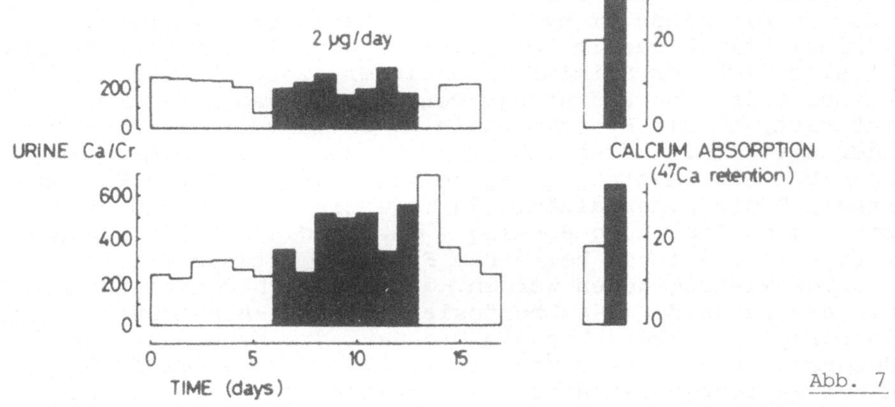

Abb. 7

1. in ihrer Pharmakodynamik und
2. in ihrer Pharmakokinetik.
  Auf die Pharmakodynamik bin ich bereits eingegangen.
Zusammengefaßt gibt es offensichtlich Vitamin D-Wirkungen, die
nicht wie bei 1,25(OH)2 Vitamin D vermittelt werden. Dies wurde
von Birge am Muskel gezeigt und spielt möglicherweise auch für
die Ausheilung der Osteomalazie am Knochen eine Rolle. Es wäre
deshalb unklug, pauschal zu empfehlen, zur Therapie der
Hypocalcämie, der negativen Kalzium-Bilanz und der renalen
Osteopathie nur den vermutlich aktivsten renalen Metaboliten
1,25(OH)2 Vitamin D zur Substitutions-Therapie zu verwenden.
  Wie von Verberckmoes [22] klar gezeigt wurde, ist Vitamin D
beim funktionell nierenlosen urämischen Patienten in der Lage,
die urämische Osteopathie wenn nicht auszuheilen, so doch
wesentlich zu bessern. Wie Bouillon et al. [23] ferner zeigten,
kommt es nach Gabe von Vitamin D zum signifikanten Abfall des
immunreaktiven Parathormon im Serum. Ich persönlich verwende
daher nach wie vor Vitamin D zur Prophylaxe und Therapie der
renalen Osteopathie. Diese Substanz kann extrarenal noch in
potentiell wirksame Metabolite 25(OH) Vitamin D, 24, 25(OH)2
Vitamin u.ä. umgewandelt werden. Dies könnte von Wichtigkeit
sein, falls sich in Zukunft herausstellen sollte, daß neben
1,25(OH)2 Vitamin D noch andere Vitamin D-Metabolite für die
skeletären Wirkungen von Vitamin D notwendig sind. Wir wissen
derzeit noch nicht, auf welchem Mechanismus die therapeutische
Wirkung von Vitamin D bei urämischer Osteopathie beruht. Es
könnte sein, daß 25(OH) Vitamin D, welches in der Leber aus
Vitamin D gebildet wird, in pharmakologisch hohen Konzentrationen an den Rezeptor für 1,25(OH)2 Vitamin D gebunden wird [15]
und so den Effekt von 1,25(OH)2 sozusagen imitiert - es könnte
jedoch auch sein, daß für den therapeutischen Effekt im Skelett
andere, derzeit noch unbekannte Vitamin D-Metabolite verant-
wortlich sind und/oder Mechanismen involviert sind, die nicht
über den 1,25(OH)2 Vitamin D-Rezeptor laufen.
  Ein zweiter wesentlicher Gesichtspunkt für die Auswahl der
für die Therapie der renalen Osteopathie optimal geeigneten
Metabolite stellt die Pharmakokinetik der betreffenden Substanz

111

dar. Die einzelnen Vitamin D-Metabolite unterscheiden sich
wegen der Unterschiede im hydrophilen Charakter wesentlich,
sowohl hinsichtlich der im Gesamtkörper gespeicherten Menge als
auch hinsichtlich der Eliminationshalbwertszeit. Dieser
Gesichtspunkt ist von Bedeutung, wenn eine Vitamin D-Intoxika-
tion auftritt, da die Hyperkalzämie um so länger persistiert,
je länger die Eliminationshalbwertszeit der betreffenden
Substanz ist. Als Faustregel mag gelten, daß bei Intoxikation
mit Vitamin D die Hyperkalzämie 14 Tage bis 3 Wochen dauert;
dies wird durch Abbildung 8 belegt, in der die Abklingrate der
25(OH) Vitamin D-Spiegel bei einem Fall von Vitamin D-
Intoxikation wiedergegeben werden, der kürzlich von Lilienfeld
[24] mitgeteilt wurde. Bei Überdosierung von 1-Alpha(OH)
Vitamin D rsp. 1,25(OH)2 Vitamin D dauert die Hyperkalzämie
nach Untersuchungen von Coburn et al. [25] nur wenige Tage.
   Da bei Patienten mit Niereninsuffizienz nicht selten ein
zusätzlicher Vitamin D-Mangelzustand besteht (z.B. infolge
Malnutrition, fehlender Sonneneinwirkung, großer Proteinurie
mit renalem Vitamin D-Verlust, Phenobarbital-Medikation etc.),
sollten vor Behandlung mit Vitamin D-Metaboliten die 25(OH)
Vitamin D-Spiegel im Serum bestimmt werden und ein eventuell
bestehender Vitamin D-Mangelzustand durch Gabe von Vitamin D
behoben werden. Dieses Vorgehen erscheint sinnvoll angesichts
der oben geschilderten Unsicherheit hinsichtlich der Frage, ob
neben 1,25(OH)2 Vitamin D noch andere Metabolite für die
Wirkung am Skelett notwendig sind.

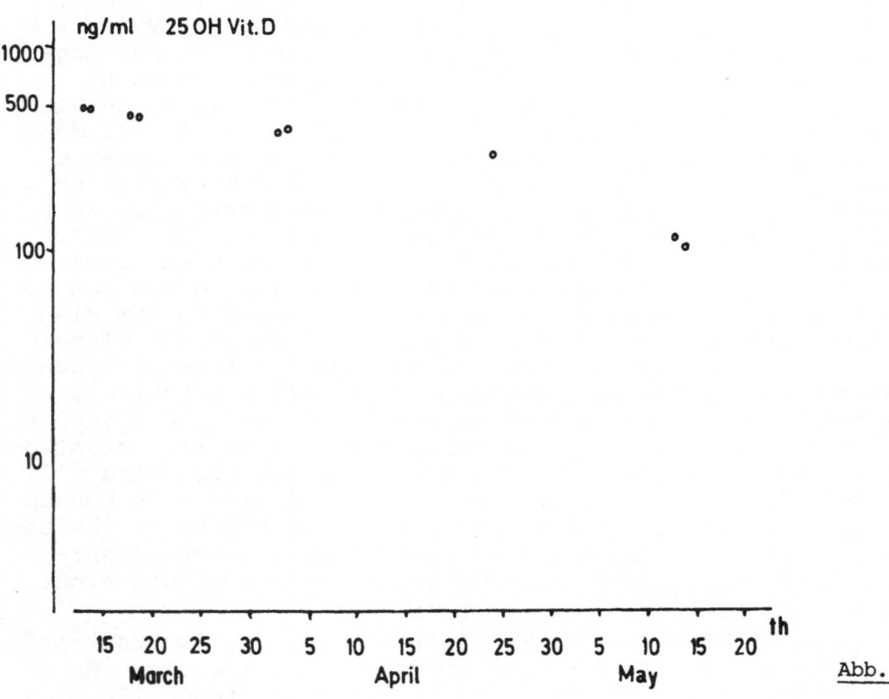

Abb. 8

Vor Einleitung einer Vitamin D-Therapie sind selbstverständlich die üblichen Kontraindikationen zu beachten: Hyperkalzämie und Hyperphosphatämie. Bei bestehender Hyperkalzämie oder Bestehen einer - unter Gabe von oralen Phosphatbindern [Al(OH)3] persistierenden - Hyperphosphatämie darf Vitamin D wegen der Gefahr der extraossalen Verkalkungen nicht gegeben werden. In diesem Fall muß dann die Indikation zur chirurgischen Reduktion der Parathyreoidea-Masse (subtotale Parathyreoidektomie mit Autotransplantation des Parathyreoidea-Restes in die Vorderarm-Muskulatur) gestellt werden.

Unter Therapie mit Vitamin D oder Vitamin D-Metaboliten müssen engmaschige Kontrollen der Serum-Kalzium- und Serum-Phosphor-Spiegel erfolgen, um rechtzeitig bei drohender Intoxikation das Medikament absetzen zu können. Von praktischer Wichtigkeit erscheint der Hinweis, daß Vitamin D nach ersten, noch überprüfungsbedürftigen Untersuchungen unserer Gruppe an Al(OH)3 gebunden wird, so daß sich empfiehlt, die Patienten anzuhalten, Vitamin D zwei Stunden vor oder nach Einnahme von Al(OH)3 einzunehmen.

Die obigen Ausführungen müssen insofern unbefriedigend bleiben, als beim heutigen Wissensstand kein idealer Vitamin D-Metabolit und kein ideales Dosierungsschema für Prophylaxe und Therapie der urämischen Osteopathie empfohlen werden kann. Eine rationale Behandlung setzt Einsicht in die Krankheits- und Wirkmechanismen voraus. Diese Einsicht fehlt uns noch in vieler Hinsicht, wie die obigen kritischen Ausführungen zeigen sollten. Entsprechend muß unsere Therapie gegenwärtig noch weithin empirisch bleiben.

Literatur

1. Liu SH, Chu HJ (1943) Studies of calcium and phosphate metabolism with special reference to pathogenesis and effect of dihydrotachysterol (AT 10) and iron. Medicine (Baltimore) 22:103
2. Stanbury SW, Lumb GA (1962) Metabolic studies of renal osteodystrophy. I. Calcium, phosphorus and nitrogen metabolism in rickets osteomalacia and hyperparathyroidism complicating chronic uremia and in the osteomalacia of the adult Fanconi syndrome. Medicine (Baltimore) 41:1
3. Fraser DR, Kodicek E (1970) Unique biosynthesis by kidney of a biologically active vitamin D metabolite. Nature 228:764
4. Tanaka Y, Luca De HF (1973) The control of 25-hydroxy-vitamin D metabolism by inorganic phosphorus. Arch Biochem Biophys 154:566
5. Friedlander EJ, Henry HL, Norman AW (1977) Studies on the mode of action of calciferol. J Biol Chem 252:8677
6. Tanaka Y, Castillo L, Luca De HF (1976) Control of renal vitamin D hydroxylases in birds by sex hormones. Proc Natl Acad Sci USA 73:2701
7. McIntyre I (1978) Le rôle du rein dans le métabolisme de la vitamine D. In: Hamburger J, Corsnier J, Funck-Brentano JL (ed) Actualités néphrologiques de l'hôpital Necker. Flammarion Médicine-Sciences, Paris p 151-161
8. Matthews C, Heimberg KW, Ritz E, Agostini B, Fritzsche J, Hasselbach W (1977) Effect of 1,25-dihydroxy-cholecalciferol on the sarcoplasmic reticulum in experimental uremia. Kidney Int 11:227

9. Chertow BS, Baylink DJ, Werdegal JE, Su MHH, Norman AW (1975) Decrease in serum immoreactive parathyroid hormone in rats and in parathyroid hormone secretion in vitro by 1,25-dihydroxychole-calciferol. J Clin Invest 56:668

10. Canterbury JM, Lerman S, Clafflin AJ, Henry H, Norman A, Reiss E (1978) Inhibition of parathyroid hormone secretion by 25-hydroxycholecalciferol and 24,5-dihydroxy-cholecalciferol in the dog. J Clin Invest 61:1375

11. Care HD, Bates RFL, Pickard DW, Peacock M, Thomlinson S, O'Riordan JLH, Mawer EB, Taylor CM, Luca HF De, Norman AW (1977) The effects of vitamin D metabolites and their analogues on the secretion of parathyroid hormone. Calcif Tissue Res 21:142

12. Mawer EB, Taylor CM (1978) Vitamin D metabolism in man. The role of the kidney. In: Barcelo R et al (ed) Proceeding VIIth Intern. Congress of Nephrology. Karger, Basel pp 469-477

13. Haddad G, Min C, Walgate J (1977) Radio immunoassay of human serum DBP and competive binding protein radioassay of $24,25-(OH)_2D_3$. In: Norman AW et al. (ed) Vitamin D, biochemical, chemical and clinical aspects related to calcium metabolism. de Gruyter, Berlin pp 463-471

14. Boyle IT, Dudahl JL, Gray RW, Luca HF De (1973) The biological activity and metabolism of 24,25-dihydroxy vitamin D. J Biol Chem 248:4174

15. Luca HF De (1978) Vitamin D metabolism and function. Arch Int Med 138:836

16. Mawer EB, Backhouse J, Taylor CM, Lumb GA (1973) Failure of formation of 1,25 dihydroxycholecalciferol in chronic renal insufficiency. Lancet 1:626

17. Haussler MR, Hughes MR, Pike WJ, McCain TA (1977) Radioligand receptor assay for 1,25-dihydroxy-vitamin D: Biochemical, physiologic and clinical applications. In: Norman AW et al (ed) Vitamin D, biochemical, chemical and clinical aspects related to calcium metabolism de Gruyter, New York pp 473-482

18. Birge SJ, Haddad JG (1975) 25-hydroxycholecalciferol stimulation of muscle metabolism. J Clin Invest 56:1100

19. Bordier P, Zingraff J, Gueris J, Jungers P, Marie P, Pechet M, Rasmussen H (1978) The effect of 1-alpha, $25(OH)_2D_3$ on the bone in patients with renal osteodystrophy. Am J Med 64:101

20. Kanis JA, Cundy T, Bartlett M, Smith R, Heynen G, Warner GT, Russell RGG (1978) Is 24,25-dihydroxycholecalciferol a calcium-regulating hormone in man? Br Med J 1:1382

21. Luca HF De (1978) 24-hydroxylation of the vitamin D-metabolites: its site and physiologic significance in man. In: Barcelo R et al. (ed) Proceedings VIIth International Congress of Nephrology, Montreal 1978. Karger, Basel pp 447-454

22. Verberckmoes R (1971) Erfahrungen mit hochdosiertem Vitamin D bei der Behandlung der renalen Osteodystrophie chronisch dialysierter Patienten. In: Dittrich P von, Skrabal F (ed) Aktuelle Probleme der Dialyseverfahren und der Niereninsuffizienz. Bindernagel, IV pp 147-164

23. Bouillon R, Verberckmoes R, Moor P De (1975) Influence of dialysate calcium concentration and vitamin D on serum parathyroid hormone during repetitive dialysis. Kidney Int 7:422

24. Lilienfeld-Toal H von, Messerschmidt W, Sturm B, Ochs H (1978) 25-hydroxy-vitamin D levels in a patient with hypervitaminosis D Klin Wschr (1978) 56:715

25. Brickman AS, Coburn JW, Friedman GR, Okamura WH, Massry SG, Norman AW (1976) Comparison of effects of 1-alpha-hydroxy-vitamin D_3 and 1,25-dihydroxy-vitamin D_3 in man. J Clin Invest 57:1540

114

Medikamentöse Schäden der Niere

E. Heidbreder, A. Heidland, Würzburg

1. Niere und Pharmakaelimination

Medikamente passieren die Niere in einer Sequenz unidirektio-
naler (Filtration) und gegenläufiger Transportprozesse
(tubuläre Reabsorption und Sekretion), Richtung und Ablauf
dieses Stofftransports werden allerdings durch die pharmakologische Struktur der Einzelsubstanz näher bestimmt. Meist
haben Medikamente ein niedriges Molekulargewicht (< 500) und
werden - dissoziiert oder undissoziiert und abhängig von ihrer
Proteinbindung - filtriert. Wasserlösliche Stoffe und Ionen
werden aktiv reabsorbiert (z.B. Aminosäuren) oder mit dem Harn
direkt ausgeschieden; lipoidlösliche Stoffe dagegen gelangen
durch sie sog. nonionic diffusion ins peritubuläre Plasma
zurück und werden erst durch die hepatische Biotransformation
als polarere Substanzen nierengängig.

Viele Pharmaka sind schwache Säuren (z.B. Penicillin) oder
schwache Basen (z.B. Gentamycin) und können aus dem postglomerulären Blut gegen ein Konzentrationsgefälle ins Lumen
sezerniert werden. Ihre Exkretion wird jedoch einerseits vom
pK-Wert des Medikaments und andererseits vom intraluminalen pH-
Wert modifiziert: Als Gemisch einer nichtionisierten mit einer
ionisierten Fraktion können sie um so leichter - durch nonionic
diffusion - rückdiffundieren, je größer jeweils ihr nichtioni-
sierter Anteil ist; schwache Säuren sind weitgehend im sauren
Milieu, schwache Basen weitgehend im basischen Milieu unioni-
siert. Der tubuläre Transport schwacher Säuren ist außerdem
kapazitätslimitiert, da verschiedene Säuren um den gleichen
Carrier konkurrieren. Durch diesen kompetitiven Mechanismus
können sich Medikamente und Stoffwechselprodukte (z.B. Lactat,
freie Fettsäuren), aber auch bei Niereninsuffizienz vermehrt
entstehende endogene organische Säuren gegenseitig behindern;
ein vom Carrier verdrängter Arzneistoff - wie beispielsweise
Penicilline durch Probenicid - wird somit verzögert ausgeschieden.

Die renale Pharmakaausscheidung ist außerdem von der
glomerulären Filtrationsrate, der renalen Durchblutung und der
Kapazität der tubulären Transportprozesse abhängig.

Störungen der Funktion und/oder der Struktur der Niere nach
Kontakt mit Fremdstoffen sind vor allem in der spezifischen
Arbeitsweise der Niere begründet (Abb. 1) Ihre außergewöhnliche
Exkretionsleistung setzt eine im Vergleich zu anderen Organen -
beispielsweise der Leber und des Gehirns - sehr hohe Organdurch-
blutung voraus; 20-25% des Herzminutenvolumens durchströmen die
Niere, vor allem die Rinde (90%), und bewirken so ein über-
höhtes Stoff- bzw. Toxinangebot in der Niere. Als Fremdstoffe
unterliegen nephrotoxische Substanzen nicht spezifischen

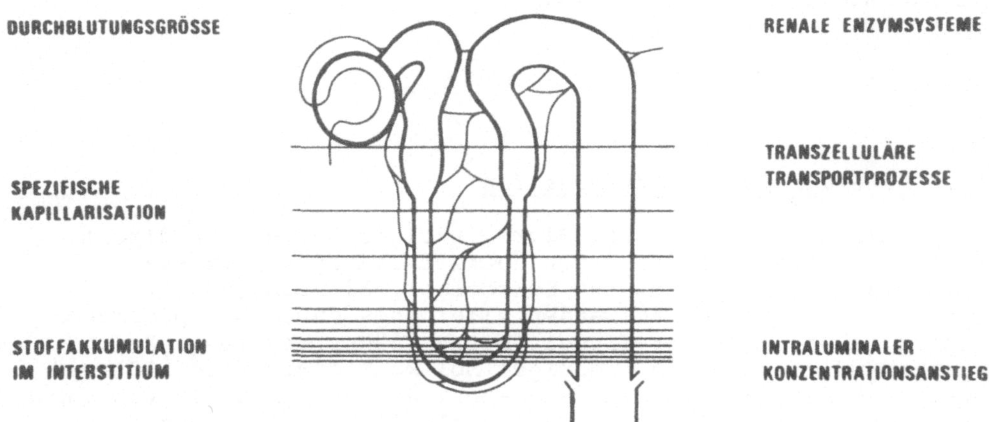

<u>Abb. 1.</u> Wichtige pathogenetische Faktoren der Nephrotoxizität

renalen Transportprozessen, nach Reabsorption von Salz und
Wasser aus dem Tubuluslumen können sie - in Abhängigkeit vom
pH-Wert und vor allem bei niedriger Proteinbindung - sich an
der Lumenoberfläche konzentrieren und eine toxische Wirkung
entfalten. Auch wenn Nephrotoxine in initial geringerer
Konzentration anfluten, können sie durch das tubuläre Gegen-
stromprinzip mit interstitieller Anreicherung bestimmter Stoffe
pathogene Konzentrationssteigerungen, vor allem im Bereich des
Markes und der Papille, erfahren, eine Hydropenie verstärkt
diesen Prozeß. Andererseits passieren Substanzen - je nach
ihrer pharmakologischen Struktur - im Wechselspiel absorptiver
und sekretorischer Prozesse den Binnenraum der Tubuluszelle,
akkumulieren dort und alterieren komplexe Enzymsysteme
(beispielsweise SH-Gruppen mitochondrialer Enzyme) in den
metabolische sehr aktiven Tubuluszellen. Diese funktionelle
Interferenz muß keineswegs mit histologisch nachweisbaren
Strukturveränderungen einhergehen. Die Niere selbst vermag
auch durch ihren Reichtum an mikrosomalen Enzymen Stoffe wie
Azetaminophen, Cephaloridin und Salizylate zu metabolisieren
und somit toxische Substanzen in loco zu bilden [107].

2. Nephrotoxine und Nephrotoxizitätsrisiken

Je nach toxischem Wirkmuster lassen sich nierenschädigende
Stoffe - im allgemeinen Medikamente und Chemikalien - in
mehrere Gruppen zusammenfassen (Tabelle 1): Zu den direkt
toxischen Substanzen zählen Quecksilberverbindungen und der in
seiner toxischen Wirkung pluripotente Tetrachlorkohlenstoff,
diese Stoffe wirken als Zellgifte.

116

Tabelle 1. Arten der Nephrotoxizität

Chemische Nephrotoxine

  I. *Direkt toxische Substanzen*
     Prototyp: Hg-Salze, Tetrachlorkohlenstoff
     Wirkung: Zellgift
 II. *Sensibilisierende Substanzen*
     Prototyp: Penicillin, Rifampicin
     Wirkung: Hypersensitivitätsreaktion
III. *Indirekt wirkende Substanzen*
     Prototyp: Zytostatica, Diuretica
     Wirkung: abnorme Konzentrationen körpereigener Stoffe
 IV. *Kumulativ wirkende Substanzen*
     Prototyp: Phenacetin
     Wirkung: protrahierte Parenchymdestruktion

Eine toxische Wirkung kann auch Folge einer Überdosierung
bestimmter Medikamente sein. Der Wirkung sensibilisierender
Substanzen liegt - auch bei regelrechter Dosierung - der
komplexe immunologische Ablauf einer Hypersensitivitätsreaktion
zugrunde, während der III. Gruppe Stoffe zu subsumieren sind,
die durch Störung des milieu interieur metabolische Prozesse
(beispielsweise des Calcium- oder Kaliumhaushaltes) oder
extrarenale physiologische Abläufe (z.B. im Gerinnungssystem)
erheblich alterieren können. Schließlich ist noch eine Gruppe
von Medikamenten, die erst nach langfristiger Zufuhr zur
Nierenschädigung führen, zu nennen, exemplarischen Charakter
hat der chronische Analgetikaabusus.
Medizinischer Fortschritt [113] und die Belastung der
Umwelt durch Chemikalien lassen die Frequenz nephrotoxischer
Nierenschäden zunehmen, sie beträgt - wenn überhaupt quanti-
fizierbar - mehr als 10% [116]. Eine Analyse von 364 in den
Jahren 1975 bis 1978 erschienenen Publikationen (Abb. 2), die
über medikamentöse Nierenschäden berichten, diskriminiert nach
wie vor die Antibiotika und die Analgetika als besonders
nephrotoxisch, ebensogroße Bedeutung haben Antirheumatika,
Tuberkulostatika, Kontrastmittel und Kontrazeptiva. Als
Beispiel biologischer Produkte ist antihumanes Krebsserum zu
erwähnen, das im Rahmen einer Glomerulonephritis zu einem
akuten Nierenversagen mit tödlichem Ausgang geführt hat [37].
Aus klinischer Sicht läßt sich die potentielle Gefährdung
der Niere durch Fremdsubstanzen als Nephrotoxizitätsrisiko
genauer beschreiben, das Ausmaß der Nierenschädigung wird
individuell durch prädisponierende Faktoren des Patienten
selbst sowie durch das ärztliche Handeln eingehender festge-
legt. Eine außerordentliche nephrotoxische Schrittmacherwirkung
hat die Einschränkung der Nierenfunktion [81], andere Faktoren
sind Typ und Ablauf der Grundkrankheit (z.B. Sepsis, diabeti-
sche Ketoazidose), Schäden der renalen Durchblutung, der
Hydradationszustand sowie das Lebensalter des Patienten. Von
ärztlicher Seite gilt es, den Einsatz potentiell nephrotoxi-

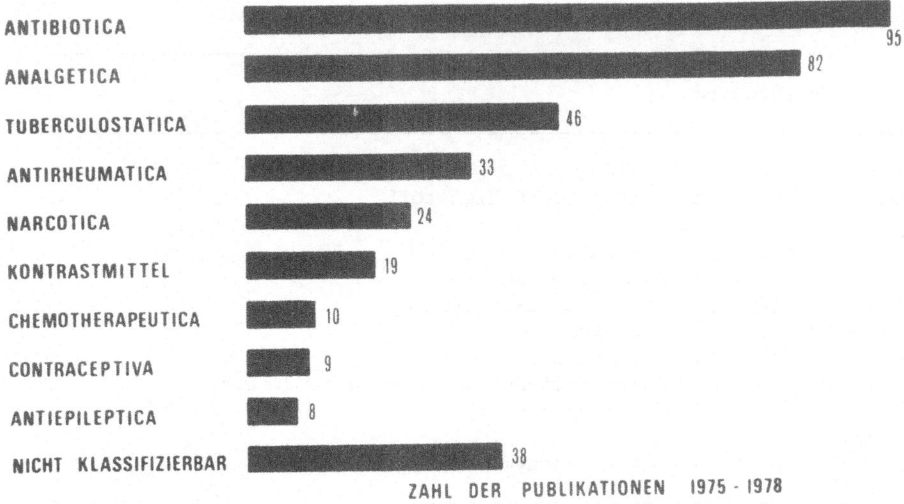

Abb. 2. Übersicht über die medikamentösen Ursachen von Nierenschäden anhand der in den Jahren 1975-1978 (1. Halbjahr) erschienenen Literatur

scher Medikamente – vor allem ihre Kombination – kritisch zu prüfen und sorgfältig auf renale Änderungen während der Behandlung zu achten. Auch auf Kontrastmittel als potentielle Nephrotoxine ist zu verweisen, da dieses Untersuchungsverfahren bei diabetischen oder hyperkatabolen Patienten ein Nierenversagen nach sich ziehen kann [12]. Erst die kritische Prüfung dieser beiden Kategorien erhöht die Chancen der Prävention medikamentöser Nierenschäden.

3. Phänomenologie des Nierenschadens

Pathologisch-anatomisch ist die akute Nephropathie nach Medikamenteneinnahme vorwiegend im postglomerulären Bereich lokalisiert (Abb. 3), vor allem sind die proximal-tubulären Areale oder das Interstitium im Rahmen einer akuten interstitiellen Nephritis alteriert. Bei besonders aggressiven Noxen ist die Destruktion global. Seltener werden glomeruläre (akute Glomerulonephritis nach Penicillin [130]) oder vaskuläre (nekrotisierende Angiitis nach Methamphetamin [35]) Strukturen durch chemische Noxen alteriert. Kortikale Nekrosen entstehen durch Substanzen, die die Fibrinspaltung und den Gerinnungsablauf stören sowie zur Vasokonstriktion führen (z.B. Diäthylenglykol [50]).

Chronische Nierenschäden manifestieren sich erst nach längerer Medikamenten- oder Toxineinwirkung, beispielsweise im papillären Bereich als interstitielle Fibrose, bei der sog. Analgetikaniere.

4. Akute Tubulusnekrose

Auslöser der Zellnekrosen im vorwiegend proximal-tubulären Bereich sind vor allem Substanzen mit direkt toxischer Wirkung,

118

Glomerulo-   Akute   Interstitielle
nephritis   Tubulusnekrose   Schäden

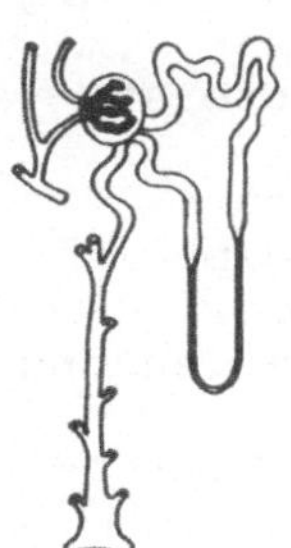 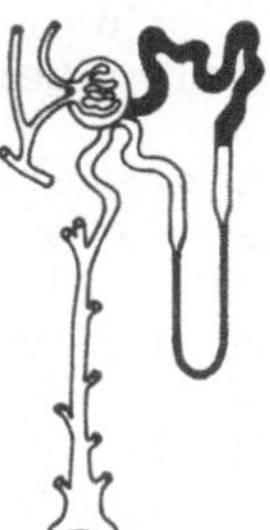 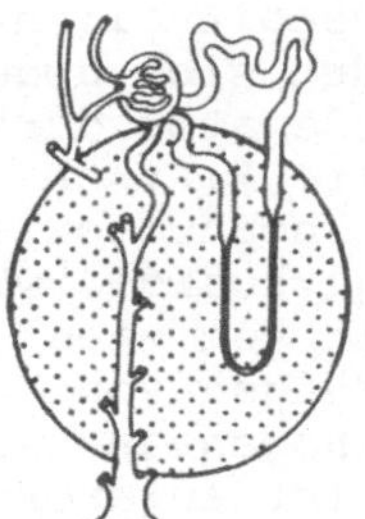

D-Penicillamin   Quecksilberdiuretica   Mythicillin
Goldsalze   Cephalosporine   Ampicillin
Quecksilberverbindungen   Aminoglykoside   Penicillin
Tridion   Amphotericin B   Rifampicin
Paradion   p-Aminosalicylsäure   Sulfonamide
Hydralazin   Kontrastmittel   Thiazide
                                                    Phenacetin

Abb. 3. Topographie der nephrotoxischen Schädigung und ihre wichtigsten
medikamentösen Ursachen

das funktionelle Korrelat dieser Schädigung reicht von
tubulären Partialstörungen wie Glykosurie, Aminoazidurie oder
lediglich einer Konzentrationsschwäche der Niere bis zum
schweren Filtratabfall und akuten Niereninsuffizienz. Die
wichtigsten ursächlichen Substanzen der akuten Tubulusnekrose
sind in der folgenden Tabelle aufgeführt (Tabelle 2). Einige
Substanzen haben zwar lediglich toxikologische Bedeutung, wie
der Tetrachlorkohlenstoff, und sind nicht ausschließlich
nephrotrop, die Frequenz solcher toxischer Nierenschäden darf

Tabelle 2. Medikamentöse bzw. toxische Ursachen der akuten Tubulusnekrose

Medikamente	Schadstoffe
Aminoglykoside [5]	Tetrachlorkohlenstoff [41]
Cephaloridin [5]	Trichloräthylen [41]
Tetracyclin [5]	Glykole [41]
Amphotericin B [5]	Quecksilbersalze [9]
Colistin [5]	Uranylnitrat [22]
Bacitracin [5]	EDTA [28]
Polymyxin B [5]	Arsen [115]
Sulfonamide [5]	
Quecksilberdiuretica [49]	
Kontrastmittel [64]	

jedoch nicht unterschätzt werden, da im Einzelfall ein
außerordentlich schwerwiegendes Krankheitsbild entstehen kann.

Histologisch imponiert die Schädigung als banale Schwellung
der Tubulusepithelien oder auch als schwere Zellnekrosen, im
Lumen findet sich abgeschilfertes Zellmaterial, das Interstitium ist ödematös durchtränkt.

Besondere Risiken birgt die fortgesetzte Applikation
potentiell nephrotoxischer Substanzen wie z.B. Cephalosporin
und Aminoglykoside, wie Cephalosporin und Furosemid oder
Tetracyclin bei einer Methoxyflurannarkose oder bei Verwendung
größerer Mengen von Kontrastmitteln.

Die Pathogenese des nephrotoxisch bedingten akuten Nierenversagens ist außerordentlich komplex: Den wenigen klinisch
gesicherten Details der Nephrotoxinwirkung steht eine Fülle
tierexperimentell in ischämischen und nephrotoxischen Modellen
erarbeiteter Befunde (Literatur bei [121]) gegenüber. Die
heterogenen Tiermodelle und die Bedeutung der Speziesdifferenz
erlauben keine direkten Analogieschlüsse über die Pathogenese
des nephrotoxischen Nierenversagens des Menschen. Auch findet
sich keineswegs immer eine enge Beziehung zwischen histologisch
nachweisbarer Schädigung und der klinischen Ausformung der
funktionellen Störungen [45]. Eine weitere Unschärfe bringt die
pauschale Verwendung des Begriffes der akuten Tubulusnekrose
für hämodynamisch und nephrotoxisch ausgelöste Formen des
akuten Nierenversagens mit sich.

Nur unter experimentellen Bedingungen lassen sich die
wichtigsten auslösenden Faktoren des akuten Nierenversagens -
die toxische Funktionsstörung und die renale Ischämie -
einigermaßen klar trennen, wobei der Zustand des extrazellulären Volumens, die renale Prostaglandinsynthese und andere
Faktoren eine modifizierende Rolle spielen; in der Phase der
Verselbständigung des akuten Nierenversagens werden die nun
wirksamen Mechanismen weniger differenzierbar; besonders
inkriminiert werden eine präglomeruläre Vasokonstriktion und
Änderungen der renalen Durchblutung, eine tubuläre Obstruktion
durch Zelldetritus und intraluminale Akkumulation von Eiweiß,
eine tubuläre Kompression durch ein interstitielles Ödem [32]
sowie ein pathologisches Recycling des Filtrats durch die
defekte Tubuluswand.

Die renale Durchblutung sinkt beim nephrotoxischen Nierenversagen auf Werte zwischen 25 und 50% des Ausgangswertes ab
[74], die kortikale Perfusion ist verringert [75]. Welche
Rolle eine persistierende renale Vasokonstriktion als Schrittmacher des akuten Nierenversagens spielt, bleibt unklar; zwar
ist eine afferente arterioläre Konstriktion ein geläufiger
Befund [125, 47, 7], jedoch führt die Steigerung der renalen
Durchblutung durch Applikation vasodilatorischer Substanzen
keineswegs zu einer Besserung des Filtratabfalls [90].
Andererseits läßt sich beim Uranylnitrat-induzierten Nierenversagen trotz initial hoher renaler Durchblutung mittels
Prostaglandin E_2-Infusion ein Abfall des Filtrats nicht
verhindern [101].

Eine vorrangige pathogenetische Bedeutung haben die
intraluminale Obstruktion [6] sowie die direkt toxische
Schädigung des Tubulus [97], beispielsweise durch Hemmung
sulfhydrylhaltiger tubulärer Enzyme. Ein kontroverser Befund

120

ist dagegen die unselektive Rückdiffusion des Primärharns über
ein Leck in den geschädigten Tubulusarealen; einerseits findet
sich eine erhebliche Abnahme der Filtrationsrate mit nachweisbarer Verringerung der Wiederfindungsrate von Inulin [144],
andererseits haben tierexperimentelle Messungen ergeben, daß
diese pathologische Rückdiffusion quantitativ nicht das Ausmaß
der normalen Reabsorptionsrate erreicht [20], so daß vielmehr
einem energetischen Zusammenbruch der Tubuluszelle [127] und
der konsekutiven Abnahme der tubulären Wasserrückresorption aus
dem Primärharn [46, 47] ein pathogenetischer Vorgang eingeräumt
wird.

Störungen im Renin-Angiotensin-System spielen offenbar keine
einheitliche Rolle [100], ebenso hat die Bestimmung der
intratubulären Druckverhältnisse keine vergleichbaren Ergebnisse gezeigt [14, 74, 78]. Bemerkenswert ist jedoch, daß
Uranylnitrat tierexperimentell zu einer Abnahme der glomerulären Permeabilität führen kann [22].

5. *Akute interstitielle Nephritis*

Eine akute interstitielle Nephritis kann auch als medikamentös
induzierte Nierenschädigung auftreten und hat eine andersartige
pathogenetische und histologische Dimension als die Folgen
einer direkt toxischen Funktionsstörung der Niere. Es handelt
sich um eine immunologisch verankerte nephrotrope Arzneimittel-
reaktion im Sinne einer Hypersensitivitätsreaktion, die sich
vor allem durch charakteristische klinische Merkmale verrät
(Tabelle 3). Eine Hypersensitivitätsreaktion stellt ein
individuelles Ereignis bei der Therapie mit einem bestimmten
Medikament dar, sie ist nicht voraussehbar und tritt auch bei
normaler Dosierung auf; etwa 7 bis 14 Tage nach Beginn der
Behandlung stellen sich Hämaturie, Proteinurie, allergische
Allgemeinphänomene wie Fieber oder eine Eosinophilie ein; wird
das Medikament abgesetzt, bessert sich das klinische Bild oft
schlagartig, um nach erneuter Exposition mit der gleichen oder
einer chemisch ähnlichen Substanz zu rezidivieren. Gelegentlich
sind zirkulierende Antikörper gegen die verdächtigte Substanz
oder ihre Metaboliten [10] und eine Erhöhung des IgE-Spiegels
im Serum nachweisbar [24].

Tabelle 3. Wichtige Merkmale der Hypersensitivitätsreaktion

---

1. Reaktion nicht voraussehbar
2. akuter Beginn
3. Zeichen der allergischen Reaktion:
   Fieber, Gelenk- und Muskelschmerzen, Eosinophilie, Hauterscheinungen,
   Leberbeteiligung
4. Besserung nach Absetzen des Medikaments
5. Rezidiv nach erneuter Exposition
6. weitgehende Dosisunabhängigkeit
7. Zeichen der immunologischen Reaktion
   z.B. zirkulierende Antikörper gegen die inkriminierte Substanz oder
   ihre Metaboliten

Die akute interstitielle Nephritis zeigt histologisch eine
entzündliche Infiltration des Interstitiums mit Lymphozyten und
Plasmazellen, vereinzelt sind auch Leukozyten und eine
Eosinophilie nachweisbar. Die Tubuli weisen Merkmale der
Degeneration auf oder sind sogar nekrotisch; Glomeruli und
Gefäße sind nicht alteriert. Immunhistologisch werden
lineare oder granuläre Niederschläge von C_3 und Immunglobulinen
an der tubulären Basalmembran und im Interstitium gefunden,
häufig auch glomerulär, ohne daß sich glomeruläre Schäden
nachweisen lassen.

Trotz des singulären Charakters solcher Reaktionen nehmen
die Berichte über Medikamente zu, die gehäuft eine akute
interstitielle Nephritis auslösen können (Tabelle 4). Unter
diesen Substanzen hat besonders das Methicillin quasi Modell-
charakter für den Ablauf dieser medikamentösen Nephropathie-
variante erlangt. Der pathogenetische Ablauf dieses immunologisch verankerten medikamentösen Nierenschadens ist nicht
genauer bekannt. Medikamente fungieren als Hapten und können
nur nach Konjugation mit zirkulierenden oder Strukturproteinen
eine Immunreaktion auslösen; bei der Methicillin-Nephritis
stellt wahrscheinlich das Dimethoxyphenyl-Penicilloyl (DPO) die
entscheidende Antigenkomponente (Methicillin-Hapten) dar.
Methicillin wird proximal-tubulär sezerniert und führt so zu
höheren Konzentrationen von DPO an der tubulären Basalmembran,
wo es mit ihren Strukturproteinen zu einem antigenen DPO-
Hapten-Protein-Komplex konjugiert wird und eine Antigen-
Antikörperreaktion gegen dieses Konjugat und die tubuläre
Basalmembran auslösen kann. Lineare Niederschläge von IgG und
DPO sind entlang der tubulären und auch der glomerulären
Basalmembran so wie in Tubuluszellen und im Interstitium
gefunden worden [3]. Die konsekutiv entstehenden Anti-
Tubulusbasalmembran-Antikörper sind auch im Blut nachgewiesen
worden [24], über tierexperimentelle Ergebnisse der intersti-
tiellen Nephritis s. [3].

Es gibt auch Hinweise für eine zellgebundene Immunität.
Theoretisch kann diese Anti-Tubulusbasalmembran-Antikörper-
bildung durch eine vorangegangene tubuläre Schädigung induziert
werden, möglicherweise im Zuge eines zellvermittelten Mechanismus.

Tabelle 4. Medikamentöse Ursachen der akuten interstitiellen Nephritis

häufig	Einzelbeobachtungen
Methicillin [10, 24]	Oxacillin [5]
Penicillin G [10]	Carbenicillin [5]
Ampicillin [102]	Cephalotin [105]
Rifampicin [88]	Cotrimoxazol [39]
Sulfonamide	Allopurinol [57]
Phenindion	Thiazide [52]
	Furosemid [52]
	Diphenylhydantoin [70]
	Azathioprin [140]

Auch glomeruläre Schäden können sich nach Exposition mit Fremdstoffen einstellen wie Penicillin G [130], organische und
anorganische Quecksilberverbindungen [16, 83], Gold [148],
Wismut [15], Antiepileptika wie Tridion und Paradion [72],
ferner Tolbutamid [132] und Probenicid [44, 134]. Klinisch
imponieren eine asymptomatische Proteinurie oder ein nephroti-
sches Syndrom. Gelegentlich gehen diese Nephropathien auch mit
den Zeichen einer Hypersensitivitätsreaktion einher.

Die lichtmikroskopischen Veränderungen zeigen eher leichte
glomeruläre Schäden meist im Sinne einer membranösen Glomerulonephritis. Erst mit der Einführung differenzierterer feingeweb-
licher Untersuchungsmethoden (Elektronenmikroskopie, Immunfluo-
reszenzmikroskopie) hat der Medikamentenschaden des Glomerulus
klarere Konturen erhalten, als Modellsubstanz hat sich
besonders der Chelatbildner D-Penicillamin erwiesen.

Meist erst nach mehrmonatiger Einnahme führt Penicillamin
bei Patienten mit rheumatischer Arthritis, M. Wilson oder
Zystinurie zur Proteinurie oder sogar zum nephrotischen
Syndrom, ohne daß eine sichere Beziehung zur Grunderkrankung
erkennbar oder sogar eine sekundäre Amyloidose nachweisbar ist.
Histologisch findet sich eine perimembranöse Glomerulonephritis
[8, 53, 79] mit Kapillarwandverdickung und geringer Mesangium-
beteiligung, subepithelial finden sich spikesartige Protube-
ranzen entlang der verdickten Basalmembran; ähnliche Veränd-
rungen sind auch nach Einnahme von Gold [40] beobachtet worden.
Auch eine mesangio-proliferative Glomerulonephritis [25] ist
beschrieben worden. Immunhistologisch weisen Ablagerungen von
IgG und des Komplementfaktors C_3, die auch nach Absetzen des
Penicillamins länger nachweisbar sein können [8] auf eine
Immunkomplexnephritis hin. Die entzündliche Reaktion auf die
Immunkomplexe ist nicht besonders ausgeprägt, möglicherweise
supprimiert das Penicillamin selbst die entzündliche Reaktion.
Penicillamin kann möglicherweise auch ein Goodpasture-Syndrom
hervorrufen [58].

Ursächlich bleibt diese medikamentöse Immunkomplexnephritis
vorerst noch dunkel; wahrscheinlich fungieren Penicillamin oder
seine Abbauprodukte als Hapten, eine direkt toxische Wirkung
erscheint ausgeschlossen. Es bestehen gewisse Ähnlichkeiten zur
tierexperimentellen Heymann-Nephritis [71].

Meist klingt das klinische Syndrom nach Absetzen der
Therapie ab, eine Persistenz ist jedoch auch nach Einnahme von
Gold- und Quecksilberverbindungen beobachtet worden [111].

Diese Immunkomplex-Nephritis läßt sich nur schwer von der
Nephritis bei medikamentös ausgelöstem LE-Syndrom [94]
abgrenzen. Diese klinisch und morphologisch außerordentlich
vielschichtige Lupus-Nephritis [11] ist nach Einnahme von
Hydralazin [65], Antiepileptika [19], Sulfonamiden [124],
Chinidin [152] sowie Procainamid [2] beschrieben worden. Ihr
histologisches Substrat ist bei Antiepileptikaeinnahme eine
perimembranöse oder eine mesangio-proliferative Glomerulonephritis [147]; elektronenmikroskopisch nachweisbare "mikrotubu-
läre Einschlüsse" in den glomerulären Kapillarwandendothelien
sind möglicherweise Ausdruck eines Medikament-Virus-Autoimmun-

prozesses bei dieser immunhistologisch ebenfalls als Immunkomplexnephritis charakterisierbaren Nephritisvariante.

7. Akute Angiitis

Verschiedene Substanzen wie Penicillin G [130, 5], Thiazide
[86], Sulfonamide [153] oder Allopurinol [106] sind gelegentlich Mediator einer schweren Angiitis mit konsekutiver
Nierenschädigung. Klinisch finden sich eine schwere Hämaturie,
eine Hypertonie und ein rasch progredientes Nierenversagen,
histologisch sind Zeichen einer Hypersensitivitätsangiitis oder
auch einer Panarteriitis nodosa erkennbar. Möglicherweise löst
das proteingebundene Medikament als Hapten eine Antikörperbil-
dung gegen die Gefäßwand aus.

8. Medikamentöse Nephropathien im weiteren Sinne

Den medikamentösen Nierenschäden im weiteren Sinne ist eine
ganz heterogene Gruppe von Nierenfunktionsstörungen zu
subsumieren (Tabelle 5), die sich im Gefolge medikamentös
ausgelöster Störungen systemischer Art - beispielsweise
bestimmter metabolischer Abläufe - einstellen und die exkreto-
rische Leistung der Niere in Mitleidenschaft ziehen. Nierenfunktionsstörungen als Folge übergeordneter hämodynamischer
Veränderungen, z.B. medikamentös ausgelöste Schockzustände,
sind hier nicht einzuordnen.

8.1 Hypokaliämische Nephropathie

Wichtigste Ursache einer medikamentös induzierten Kaliopenie
sind eine langdauernde Steroidtherapie [73], eine langfristige
Medikation von Diuretika [80] und ein chronischer Laxantien-
abusus [96]. Ein klinisch bedeutender Befund ist die selektive
Schwächung der renalen Konzentrationsleistung, die gelegentlich
von einer metabolischen Alkalose begleitet wird. Tierexperimentell sind die morphologischen Folgen des chronischen
Kaliummangels gut untersucht (Übersicht bei [73]), beim
Menschen jedoch bleiben sie kontrovers; charakteristisch ist
eine Vakuolenbildung vor allem der proximalen, aber auch der
distalen Tubuluszellen [114], teilweise kommt es durch eine
hydropische Schwellung der Tubuluszellen zur Lumeneinengung;
Glomeruli und Gefäße sind nicht alteriert. Letztlich unsicher

Tabelle 5. Medikamentöse Nierenschäden im weiteren Sinn

    I. Hypokaliämische Nephropathie
   II. Harnsäurenephropathie
 III. Hypercalcämische Nephropathie
  IV. Oxalatnephropathie
   V. Hämolytische Syndrome

---

bleiben auch die Beziehungen zwischen Tubulopathie und einer
Präsdisposition zur Pyelonephritis; ob sogar eine chronische
Niereninsuffizienz durch die Kaliopenie entstehen kann, ist
nicht geklärt.

8.2 Akute Harnsäurenephropathie und renale Obstruktion

Bei Behandlung maligner Lymphome und akuter Hämoblastosen mit
alkylierenden Substanzen kann durch die Freisetzung großer
Nucleoproteinmengen der Harnsäuregehalt im Blut und in den
Körperflüssigkeiten so akut ansteigen, daß die renale Aus-
scheidungskapazität überschritten wird und es (bei einem
Harnsäurespiegel über 20 mg/100 ml auch ohne ureterale
Obstruktion) zur akuten Harnsäurenephropathie kommen kann. Die
akute Oligo-Anurie ist Folge der Präzipitation unionisierter
Harnsäure an den Orten der maximalen Azidifikation und der
Konzentrationsleistung der Niere, nämlich den distalen Tubuli
und den Sammelrohren. Besonders gefährdet sind dehydrierte
Patienten. Eine Obstruktion durch Harnsäurekonkremente in den
ableitenden Harnwegen kann das Krankheitsbild, das früher eine
hohe Mortalität hatte und jetzt noch häufig eine Hämodialyse
erforderlich macht [87], akzentuieren.

Eine intrarenale Obstruktion - ihre mechanischen Ursachen
sind Konkremente, Blutkoagel oder nekrotisches Papillengewebe -
kann auch durch Methotrexat [77] hervorgerufen werden, das als
organische Säure proximal-tubulär sezerniert wird und im
distalen Tubulus bei niedrigem Harn-pH auskristallisieren kann.
Auch Sulfonamide der frühen Generation [95], das Sulfonamid-
derivat Acetazolamid [62] und Kontrastmittel [4] können
intrarenal auskristallisieren. Eine Obstruktion mit intermittierender Anurie ist auch nach Gabe von Antikoagulantien
(Parenchymblutungen mit Pseudotumorbildung oder intraluminaler
Gerinnung [82]) oder ε-Aminocapronsäure bei Hämophilie [142]
beschrieben worden. Eine extrarenale Obstruktion kann durch
chronische Einnahme des Serotoninantagonisten Methysergid im
Rahmen einer Hypersensitivitätsreaktion entstehen, indem durch
eine retroperitoneale Fibrose der Ureter [63], aber auch die
Aorta und ihre Äste, tangiert werden.

8.3 Hypercalcämische Nephropathie

Die klassische Form der medikamentös ausgelösten hypercalcämi-
schen Nephropathie ist Folge einer fehlerhaften Vitamin D_3- oder
Dihydrotachysteroltherapie [154], sie kann aber auch durch
Thiazide [122] oder Vitamin A-Überdosierung [48] oder während
der Behandlung von Malignomen [13], beispielsweise der Mammae
[17], ausgelöst werden.

Charakteristisch sind diffuse Kalzium- und Phosphatpräzi-
pitate in den Epithelien des proximalen Tubulus und der Sam-
melrohre mit fakultativer Obstruktion der tubulären Lumina;
interstitielle Kalkniederschläge leiten zur Nephrocalcinose
über. Klinisch finden sich eine Einschränkung der Harnkonzen-
trationsfähigkeit und der proximalen und distalen Natriumrück-
resorption sowie Störungen im Säuren-Basen-Haushalt (renal-
tubuläre Azidose). Eine Nephrocalcinose wurde - außer nach Vitamin D_3 [33] - auch nach Analgetika [143] und Amphotericin B
[104] beobachtet.

Oxalsäure kann als unmetabolisierbares Endprodukt des Glycin-
stoffwechsels im Exzeß nach einer Methoxyflurannekrose oder
einer Vergiftung mit Äthylenglykol entstehen und in der Niere
ausgedehnte Kristallpräzipitationen hervorrufen. Methoxyfluran wirkt in hohen Dosen, bei langer Anästhesiedauer oder
bei Niereninsuffizienz durch seine Metaboliten Oxalsäure und
Fluorid [146] nephrotoxisch. Es induziert ein variables klini-
sches Bild, in schweren Fällen führt die Hyperoxalurie zu renalen Kalziumoxalatniederschlägen und zur interstitiellen Fibrose,
die in einer chronischen Niereninsuffizienz enden kann [68],
auch Todesfälle sind beobachtet worden. In anderen Fällen führt
Methoxyfluran zur Polyurie und Dehydratation mit Übergang zum
renalen Diabetes insipidus, der weitgehend ADH-refraktär ist
[34]. Auch Äthylenglykol (vor allem als Frostschutzmittel im
Gebrauch) führt zu einer exzessiven Hyperoxalurie, bereits
100 ml wirken tödlich, da etwa 3-10% dieser Substanz zu Oxalsäure metabolisiert wird. In den 30er Jahren starben in den
USA 76 Menschen durch eine Massenvergiftung an einem diäthy-
lenglykolhaltigen Sulfonamidelixier [56]. Es kommt zu exzessiven Oxalatkristallausfällungen in den Tubuli, die teilweise
nekrotisch werden, sowie zu einem interstitiellen Ödem [36].

Zu den Ursachen eines medikamentös verankerten Nierenversagens gehören auch hämolytische Prozesse unterschiedlicher
Genese, als auslösende Krankheitsvarianten sind hier besonders
die mikroangiopathische hämolytische Anämie (hämolytisch-
urämisches Syndrom des Erwachsenenalters, HUS) und die immun-
hämolytische Anämie hervorzuheben.

Ausgangspunkt des HUS sind orale Kontrazeptiva [27]. Trotz
ihrer angeblich geringen Rate an Nebenwirkungen können Ovula-
tionshemmer auf die Nierenfunktion polyvalent schädigend wirken
(Abb. 4). Eine banale Hypertonie ist ein seit langem bekannter
Befund bei Einnahme von Kontrazeptiva; fließende Übergänge voll-
ziehen sich offenbar zur renalen Mikroangiopathie [60, 128] und
zur mikroangiopathischen hämolytischen Anämie (HUS). Sogar eine
renovaskuläre Hypertonie infolge thrombotischen Verschlusses
einer Nierenarterie, der schließlich zur Nephrektomie führte,
wurde beobachtet [38], das gleiche Schicksal erlitt eine
Patientin mit einer Nierenvenenthrombose [139]. Eine renale

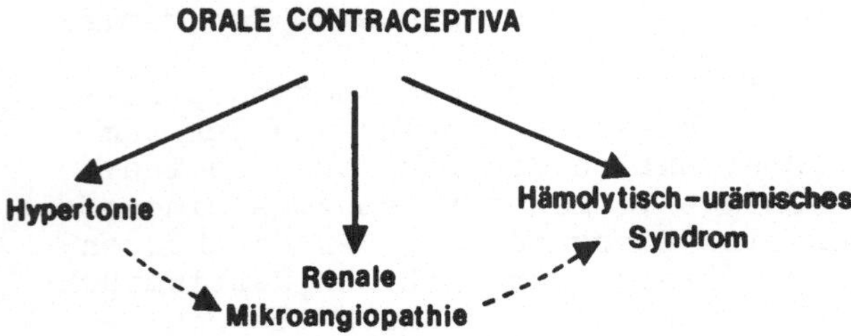

Abb. 4. Effekte der oralen Kontrezeptiva. Ihre möglichen Beziehungen zuein-
ander werden durch die Richtung der gestrichelten Pfeile angedeutet

126

thrombotische Mikroangiopathie mit nachfolgender Urämie ist
mehrfach beschrieben worden [26]. Das Vollbild des HUS nach
Einnahme von östrogenhaltigen Ovulationshemmern manifestiert
sich klinisch als hämolytische Anämie mit Fragmentation der
Erythrozyten, Retikulozytose und Thrombozytopenie; dem
begleitenden progredienten Nierenversagen und der Hypertonie
liegen ausgeprägte Veränderungen der Arteriolenintima sowie
thrombotische Verschlüsse und Nekrosen der Glomeruli zugrunde
[92].

Die Pathogenese medikamentös ausgelöster hämolytischer
Reaktionen ist vielschichtig: sie entstehen (a) durch eine
direkt toxische Schädigung normaler Erythrozyten (zahlreiche
Toxine sind für diese hämolytische Variante bekannt geworden
[109]), (b) durch eine Schädigung primär abnormer Erythrozyten
(Glukose-6-Phosphatdehydrogenasemangel: mehr als 40 Gifte sind
bekannt [109]) und durch (c) immunologische Prozesse, die häufig
von einem akuten Nierenversagen begleitet werden [151].

Eine große Gruppe von Medikamenten ist für diese immunologisch verankerten hämolytischen Anämien ursächlich verantwort-
lich zu machen: Isoniacid, Para-Aminosalicylsäure, Sulfonamide,
Chlorpromacin, Antistin [116, 14], Chinin [91], Rifampicin
[108] oder Glycerin [67]; immunkomplexvermittelte Vorgänge
spielen hierbei eine entscheidende Rolle, indem gegen das
Medikament gerichtete Antikörper Komplement an der Zellober-
fläche der Erythrozyten aktivieren (Immunkomplextyp). Infolge
der konsekutiven intravasalen Hämolyse kommt es häufig zur
Krise durch Erschöpfung der Hämoglobinbindungskapazität des
Haptoglobins und schließlich durch Überlastung der tubulären
Rückresorptionsmechanismen zum hämoglobinurischen Nierenver-
sagen (Tiermodell: Glycerin-induziertes Nierenversagen [120]).
Erst kürzlich wurde auch eine akute Niereninsuffizienz nach
Streptomycin beschrieben, der ursächlich wahrscheinlich eine
"Hapten-Zellreaktion", ein weiterer Typ einer durch Heteroanti-
körper vermittelten hämolytischen Anämie, zugrundeliegt [99].

Ein Nierenversagen durch eine Myoglobinurie ist meist Folge
einer physikalischen Einwirkung, eine Methämoglobinurie im Zuge
einer Hämolyse hat lediglich toxikologische Bedeutung (Anilin).

9. Chronische Nephropathie

Exemplarischen Charakter für die Folgen einer chronischen Medi-
kamentenexposition - nämlich einer chronischen Niereninsuffizienz - hat die sog. Analgetikaniere. Die pharmakologischen und
toxikologischen Grundlagen sowie die sozio-ökonomischen,
epidemiologischen und medikamentösen Begleiterscheinungen
dieser chronischen Nephropathie sind Gegenstand zahlreicher
Übersichten (beispielhaft sind zu nennen [1, 54, 61, 66,
118, 123, 126, 135, 145]). Außer Phenacetin kann auch sein
Metabolit Paracetamol (N-Hydroxy-P-Phenitidin [42] und die
Acetylsalicylsäure - jedoch erst in höherer Dosierung - eine
toxische Wirkung auf die Nieren entfalten [69]; noch schädli-
cher sind jedoch die Mischpräparate der Analgetika, da sich,
abhängig von Dosis und Einnahmedauer, ihre Einzelwirkungen
addieren können. In diesem Schädigungsprozeß greift die Niere
selbst durch ihre Fähigkeit, Phenacetin, Paracetamol und

Acetylsalicylsäure durch mikrosomale Enzyme in toxische
Intermediate umwandeln zu können [107], verstärkend ein.

Als Einzelsubstanzen spielen die Analgetika im pathogeneti-
schen Mosaik dieser Nephropathie eine unterschiedliche Rolle.
Paracetamol reichert sich - besonders bei Dehydratation - in
der Markregion an und wirkt so direkt toxisch [23], Acetylsalicylsäure alteriert die oxydative Phosphorylierung [59] und
wirkt außerdem wie Indomethacin hemmend auf die renale
Prostaglandin E_2-Synthese [141]. Eine Verringerung der
Markdurchblutung [119] verstärkt diese Effekte und kann so zur
Anoxie führen.

Aus pathologisch-anatomischer Sicht sind die initialen
Folgen der Toxinwirkung eher degenerativer als entzündlicher
Natur und betreffen vor allem die innere Markzone und die
Papille. Möglicherweise spielt eine primäre Schädigung der
Markgefäße eine wichtige Rolle [84], eine Reduktion der Vasa
recta pro Blickfeld ist nachgewiesen worden [85], andere
Untersuchungen belegen als primum movens eine Zunahme des
interstitiellen Kollagens [55] oder eine Alteration des
Epithels der Henleschen Schleife mit nachfolgender Nephronde-
struktion [31]. Später sklerosieren die betroffenen papillären
Areale und leiten einerseits eine chronische interstitielle
Fibrose ein und rufen andererseits das klassiche Bild der Pa-
pillennekrose mit ihrer charakteristischen Demarkationszone
hervor. Die Nierenrinde wird unterschiedlich deutlich in diesen
Prozeß einbezogen, Glomeruli und Tubuli veröden allmählich.

Klinisch macht sich die fortschreitende Niereninsuffizienz
in der Abnahme der renalen Konzentratinsleistung, einer
sterilen Pyurie sowie einer geringgradigen toxischen Hämolyse
mit Methämoglobinbildung bemerkbar. Die Abnahme der renalen
Säureelimination und der Citratausscheidung begünstigt eine
Nephrocalcinose [143], eine Verkalkung nekrotischen Papillen-
gewebes [117] oder sogar die Entwicklung einer Nephrolithiasis
[21].

Möglicherweise hat Phenacetin auch eine karzinogene Wirkung:
Seit einigen Jahren [76] wird ein Zusammenhang zwischen
langfristiger Phenacetineinnahme und der Entwicklung eines
Karzinoms im Bereich des Nierenbeckens und der Harnblase
vermutet [89], eine Schlüsselrolle des Phenacetins bei der
Entstehung dieser Uroltumoren läßt sich in Rattenexperimen-
ten durch eine Zunahme hyperplastischer Veränderungen der
Nierenpapillen belegen [18].

10. *Wichtige potentiell nephrotoxische Substanzgruppen*

Trotz ihrer heterogenen chemischen Struktur führen verschiedene
Medikamentengruppen gehäuft zu Funktionsstörungen der Nieren.
die größte Bedeutung haben Antibiotika (Tabelle 6) und antimikrobielle Substanzen (neuere Übersicht s. [5]), ebenso die
Tuberkulosemittel Rifampicin, Viomycin und Isoniacid sowie das
Antimykotikum Amphotericin B. Als weitere Stoffgruppen lassen
sich sich die Antiepileptika (hier besonders die Oxazilidin-
derivate Tridion und Paradion) und die Diuretika hervorheben,
zu den Antibiotika haben sie eine vergleichsweise nur geringe
klinische Relevanz.

Tabelle 6. Wichtige antimikrobielle Substanzen mit (auch bei normaler
Nierenfunktion) nachgewiesener Nierenschädigung (AIN = akute interstitielle
Nephritis, ATN = akute Tubulusnekrose)

Substanz	Ausscheidungs- weg	Schädigungsart	Schadensrisiko
Penicilline			
Ampicillin	tubulär	AIN	selten
Carbenicillin	tubulär	AIN	selten
Methicillin	tubulär	AIN	selten
Nafcillin	tubulär	AIN	selten
Oxacillin	tubulär	AIN	selten
Pencillin G	tubulär	AIN Glomerulon.	selten
Aminoglykoside			
Amikacin	glomerulär	?	potentiell
Gentamycin	glomerulär	ATN	potentiell
Kanamycin	glomerulär	ATN	potentiell
Neomycin	renal	?	
Streptomycin	glomerulär	ATN	potentiell
Tobramycin	glomerulär	?	
Cephalosporine			
Cephaloridin	glomerulär	ATN	potentiell
Cephalotin	tubulär	ATN	selten
Tetracycline			
Chlortetracyclin	glomerulär	keine direkte	selten
Demethylchlor- tetracyclin	glomerulär	nephrotoxische Wirkung. Verw.	selten
Oxytetracyclin	renal	tubul. Syndrome	selten
Polymyxine			
Polymyxin B	glomerulär	ATN	potentiell
Colistin	glomerulär	ATN	potentiell
Chemotherapeutica			
Sulfadiazin	renal	ATN Kristall- obstruktion	selten

11. Klinisches Bild

Dem außerordentlich vielschichtigen Schädigungsmechanismus der
Nephrotoxine entspricht der polymorphe Ablauf der klinischen
Folgen. Zwar variieren im Einzelfall die Aggressivität der Noxe
sowie das Ausmaß des feingeweblichen Schadens den Verlauf,
jedoch sind immer wieder charakteristische Bilder nachweisbar:
Die oligo-anurische Form des akuten Nierenversagens findet sich
vor allem bei der akuten Tubulusnekrose; häufig dagegen nicht
erkannt oder ursächlich verkannt werden oligosymptomatische
Störungen wie beispielsweise eine Proteinurie oder tubuläre
Partialfunktionsstörungen (Abb. 5).

Proximal-tubuläre Störungen sind durch eine Aminoazidurie,
Phosphaturie oder Glukosurie gekennzeichnet, sogar ein Fanconi-

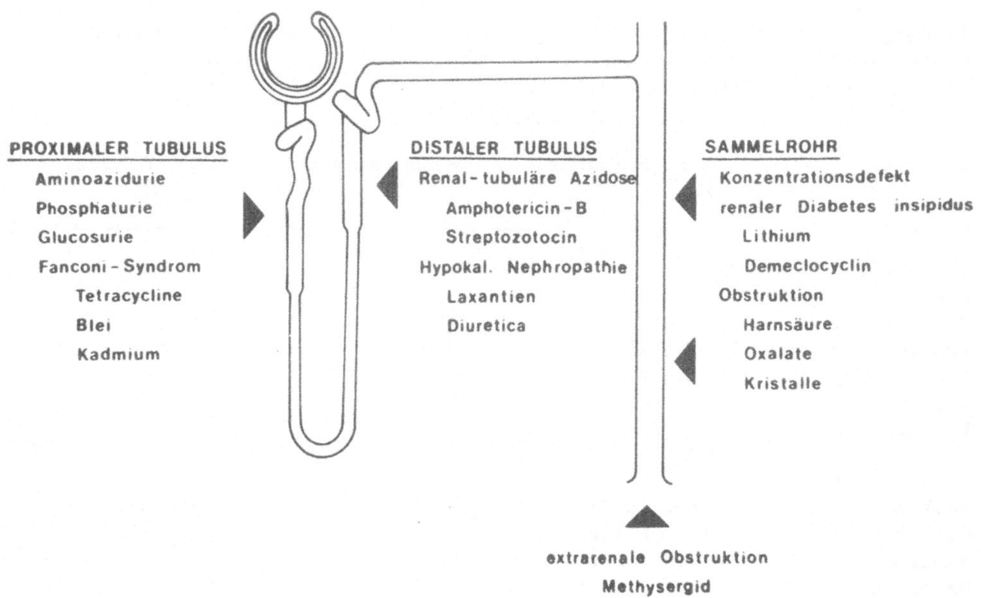

Abb. 5. Medikamentös induzierte Störungen der Tubulusfunktion

Syndrom [133] kann sich entwickeln. Neben nephrotoxischen
Chemikalien wie Blei und Wismut rufen Zerfallsprodukte des
Tetracylins [51], Streptozotocin [129] oder Acetazolamid [93]
solche Störungen hervor. Dagegen manifestieren sich distal-
tubuläre Funktionsänderungen besonders als renal-tubuläre
Azidose wie beispielsweise nach Amphotericin B [30] oder
verfallenen Tetracyclinen [149]. Störungen der Salz- und
Elektrolytbilanz werden nach langfristigem Diuretikamißbrauch
beobachtet, indirekt wirken Laxantien ähnlich auf den Elektrolythaushalt.

Besonders häufig werden medikamentöse Nierenschäden von
einer Abnahme der renalen Konzentrationsleistung begleitet.
Schwere Störungen der renalen Wasserkonservierung [138] sind
besondere Nebenwirkungen des Lithiums [136], des Methoxyflurans
[103] und des Tetracyclins Demeclocyclin [137]. Die konsekutive
Polyurie, die sogar in einen nephrogenen Diabetes insipidus
übergehen kann, ist reversibel und nicht beeinflußbar durch
exogenes ADH, offenbar liegt eine Störung der ADH-stimulierten
cAMP-Bildung vor. Andere Substanzen entfalten unabhängig von
ihrer primär pharmakologischen Wirkung eine antidiuretische
Wirkung [131], besonders ist das Chlorpropramid hervorzuheben
[150]. Es ist hier anzumerken, daß die polyurische Form des
akuten Nierenversagens ein häufiges Charakteristikum der
Nephrotoxinwirkung ist; ihre Ursachen sind wahrscheinlich in
einer Abnahme der Rückresorptionskapazität der Tubuli und einer
Minderung der physiologischen Hypertonizität des Markintersti-
tiums mit einer Wassermehrausscheidung zu suchen.

Die sog. osmotische Nephrose ist ein häufiger feingewebli-
cher Befund des Tubulus nach Infusionen niedermolekularer

Blutersatzmittel. Ihre funktionellen Folgen sind wahrscheinlich
nicht schwerwiegend, bei begleitenden Kollapszuständen sollen
sie als Schrittmacher einer Niereninsuffizienz wirken. Mehrere
Fälle mit akutem Nierenversagen sind beobachtet worden
[43, 112], als Schrittmacher hat sich die Dehydratation erwiesen [98]. Histologisch findet sich eine Schwellung der
Hauptstückepithelien, die hydropisch umgewandelt sein können,
das Tubuluslumen ist meist eingeengt, seltener weitgestellt.

12. Schlußbemerkungen

Die Diagnose eines medikamentösen Nierenschadens kann Schwierigkeiten bereiten, bei leichterem Verlauf haben die klinisch
faßbaren Laborbefunde eher unspezifischen Charakter. Einer
sorgfältigen Medikamentenanamnese kommt große Bedeutung zu,
insbesondere ist nach einem Analgetikaabusus zu fahnden.
Unter den diagnostischen Elementen sind vor allem die
Analyse tubulärer Proteine sowie der Nachweis einer Histurie,
des Auftretens von Makromolekülen geweblichen Ursprungs im
Urin, hervorzuheben; Leitenzyme, die bei Membranschädigung aus
der Zelle austreten, sind die alkalische Phosphatase, die
Alaninaminopeptidase und die γ-Glutamyltranspeptidase [110].
Auch mit der N-Acetyl-β-Glukosaminidase und der α-Galaktosidase
gelingt es, die Schädigung der Niere, beispielsweise durch
Aminoglykoside, festzustellen und ihren weiteren Verlauf zu
kontrollieren [29].

Literatur

1. Abel J (1971) Analgesic nephropathy. A review of the literature
   1967-1970. Clin Pharmacol Ther 12:583
2. Alarcon-Segovia D (1969) Drug-induced lupus syndromes. Mayo Clin
   Proc 44:664
3. Andres GA, McCluskey RT (1975) Tubular and interstitial renal
   disease due to immunologic mechanisms. Kidney Int 7:27
4. Ansari Z, Baldwin DA (1976) Acute renal failure due to radio-
   contrast agents. Nephron 17:28
5. Appel GB, Neu HC (1977) Nephrotoxicity of antimicrobial agents.
   N Engl J Med 296:663, 722, 784
6. Arendshorst WJ, Finn WF, Gottschalk CW (1978) Micropuncture study
   of acute renal failure following temporary renal ischemia in the
   rat. Kidney Int 10:S-100
7. Ayer G, Grandchamp A, Wyler T, Truniger B (1971) Intrarenal hemodynamics in glycerol-induced myohemoglobinuric acute renal failure
   in the rat. Circ Res 29:128
8. Bacon RA, Tribe CR, MacKenzie JC, Jones JV, Cummings RH, Amer B
   (1976) Penicillamine nephropathy in rheumatoid arthritis. Q J Med
   45: 661
9. Baehler RW, Burke J, Kotchen TA (1975) Pathophysiology of $HgCl_2$-
   induced acute renal failure. Kidney Int 8:455
10. Baldwin DS, Levine BB, McCluskey RT, Gallo GR (1968) Renal failure
    and interstitial nephritis due to penicillin and methicillin.
    N Engl J Med 279:1245

11. Baldwin DS, Gluck MC, Lowenstein J, Gallo GR (1977) Lupus nephritis.
    Clinical course as related to morphologic forms and their transi-
    tions. Am J Med 62:12

12. Baltzer G (1978) Akutes Nierenversagen nach intravenöser Urographie
    bei Diabetikern – ein erhöhtes Risiko? Internist 19:649

13. Banke H, Geyer G, Jesserer H, Keibl E, Kussko L, Kotzaurek R
    (1966) Hypercalcämische Krise und hypercalcämische Tetanie während
    der Sexualhormonbehandlung bei einem Fall von Carcinoma mammae mit
    Metastasierung in Skelett und Nebenschilddrüsen. Wien Klin Wochenschr
    78:697

14. Barenberg RL, Solomon S, Papper S, Anderson R (1968) Clearance and
    micropuncture study of renal function in mercuric chloride-treated
    rats. J Lab Clin Med 72:473

15. Beattie JW (1953) Nephrotic syndrome following sodium bismuth tar-
    trate therapy in rheumatoid arthritis. Ann Rheum Dis 12:144

16. Becker CG, Becker EL, Maher JF, Schreiner GE (1962) Nephrotic
    syndrome after contact with mercury: a report of five cases, three
    after use of ammoniated mercury ointment Arch Int Med 110:178

17. Beckett VL (1969) Hypercalcemia associated with estrogen admini-
    stration in patients with breast carcinoma Cancer 24:610

18. Bengtsson U, Johansson S, Angervall L (1978) Malignancies of the
    urinary tract and their relation to analgesic abuse. Kidney Int
    13:107

19. Benton JW, Tynes B, Register HB, Alford G, Holley HL (1962)
    Systemic lupus erythematosus occuring during anticonvulsive drug-
    therapy. J Am Med Ass 180:115

20. Biber TUL, Mylle M, Gottschalk CW (1964) Micropuncture study of kidney
    function in rats with experimental tubular necrosis. Proc 2nd Int
    Congr Nephrol 1963:21

21. Blackman JE, Gibson GR, Lavan JN, Learoyd HM, Posen S (1967)
    Urinary calculi and the consumption of analgesics Br Med J 2:800

22. Blantz RC (1975) The mechanism of acute renal failure after uranyl
    nitrate. J Clin Invest 55:621

23. Bluemle LW Jr, Goldberg M (1968) Renal accumulation of salicylate
    and phenacetin. Possible mechanisms in nephropathy of analgesic
    abuse. J Clin Invest 47:2507

24. Border WA, Lehmann DH, Egan JD, Sass, HJ, Glode JE, Wilson CB
    (1974) Antitubular basement-membrane antibodies in methicillin –
    associated interstitial nephritis. N Engl J Med 291:381

25. Brass H, Genth E, Hartl PW, Bauerdick H, Buss H, Lapp H, Heintz R (1976)
    Die D-Penicillamin-Glomerulopathie – klinische und nierenbioptische
    Befunde. Med Welt 27:2151

26. Brass H, Lapp H (1976) Renale thrombotische Mikroangiopathie mit
    benigner Hypertonie und Urämie nach kontrazeptiver Hormontherapie.
    Med Klin 71:1617

27. Brown CB, Clarkson AR, Robson JS, Cameron JS, Thomson D, Ogg CS
    (1973) Hemolytic uraemic syndrome in women taking oral contraception.
    Lancet I:1481

28. Brugsch HG (1959) Fatal nephropathy during edathamil therapy in
    lead poisoning. Am Med Ass Arch Industr Hlth 20:285

29. Burchardt U, Schinköthe G, Müller G, Neef L, Krosch H (1978)
    Ausscheidungskinetik von Enzymen und Protein mit dem Harn bei
    Applikation therapeutischer Gentamycindosen. Schweiz Med Wochen
    schr 108:1541

30. Burgess JL, Birchall R (1972) Nephrotoxicity of amphotericin B with
    emphasis on changes in tubular function. Am J Med 53:77

31. Burry AF (1968) The evolution of analgesic nephropathy. Nephron 5:185
32. Cain H, Fazekas S (1963) Studien über die Folgen einer vorüber-
    gehenden experimentellen Nierenischämie. I. Die morphologischen
    Veränderungen des akuten Schadens und ihre funktionelle Deutung.
    Virchows Arch (Pathol Anat) 336:389
33. Chaplin H Jr, Clark LD, Ropes MW (1951) Vitamin D intoxication.
    Am J Med Sci 221:369
34. Churchill D, Knaack J, Chirito E, Barre P, Cole C, Muehrcke RC,
    Gault MH (1974) Persisting renal insufficiency after methoxy-
    flurane anaesthesia. Am J Med 56:575
35. Citron BP, Halpern M, McCarron M, Lundberg GD, McCormick R,
    Pincus IJ, Tatter D, Haverback BJ (1970) Necrotizing angiitis
    associated with drug abuse. N Engl J Med 283:1003
36. Collins JM, Hennes DM, Holzgang CR, Gourley RT, Porter GA (1970)
    Recovery after prolonged oliguria due to ethylene glycol intoxi-
    cation: The prognostic value of serial, percutaneous renal biopsy.
    Arch Int Med 125:1059
37. Lapava S de, Nigogosyan G, Pickren JW (1962) Fatal glomerulone-
    phritis after receiving horse anti-human-cancer serum. Arch Int
    Med 109:67
38. Delin K, Aurell M, Claes G, Teger-Nilsson AC, Wallentin I (1976)
    Multiple arterial occlusions and hypotension probably caused by
    an oral contraceptive: a patient in whom the development of reno-
    vascular hypertension has been followed. Clin Nephrol 6:453
39. Dry J, Leynadier F, Herman D, Pradalier A (1975) L'association
    sulfaméthoxazole-triméthoprime (cotrimoxazole). Réaction immuno-
    allergique inhabituelle. Nouv Presse Med 4:36
40. Ehrenreich T, Churg J (1968) Pathology of membranous nephropathy.
    In: Sommers SC (ed) Pathology Annual vol 2. New York Appleton
    Century-Crofts
41. Ehrenreich T (1977) Renal disease from exposure to solvents.
    Ann Clin Lab Sci 7:6
42. Edwards OM, Edwards P, Huskisson EC, Taylor RT (1971) Paracetamol
    and renal damage. Br Med J 2:87
43. Freest TG (1976) Low molecular weight dextran: a continuing cause
    of acute renal failure. Br Med J 4:1300
44. Ferris TF, Morgan WS, Levitin H (1961) Nephrotic syndrome caused
    by probenicid. N Engl J Med 265:381
45. Finckh ES, Jeremy D, Whyte HM (1962) Structural renal damage and
    its relation to clinical features in acute oliguric renal failure.
    Q J Med 31:429
46. Flanigan WJ, Khuri RN, Oken DE (1963) Micropuncutre study of
    experimental tubular necrosis. J Clin Invest 42:932
47. Flanigan WJ, Oken DE (1975) Renal micropuncture of the develop-
    ment of anuria in the rat with mercury-induced acute renal failure.
    J Clin Invest 44:449
48. Földy E, Ehlers B, Moeller J (1976) Tubuläre Insuffizienz nach
    hochdosierter Vitamin A-Behandlung. Dtsch Med Wochenschr 101:205
49. Freeman RB, Maher JF, Schreiner GE, Mostofi FK (1962) Renal tubular
    necrosis due to nephrotoxicity of organic mercurial diuretics. Ann
    Intern Med 57:34
50. Friedman EA, Greenberg JD, Merrill JP, Dammin GJ (1962) Consequences
    of ethylene glycol poisoning; report of 4 cases and review of the
    literature. Am J Med 32:891

51. Frimpter GW, Timpanelli AE, Eisenmenger WJ, Stein HS, Ehrlich LH
    (1963) Reversible "Fanconi syndrome" caused by degraded tetracycline.
    J Am Med Ass 184:111
52. Fuller TJ, Barcenas CG, White MG (1976) Diuretic-induced interstitial
    nephritis. J Am Med Ass 235:1998
53. Gärtner HV, Neild GH, Bohle A, Hallauer W, Hoppe-Seyler G, Lüttgen
    FM, Schollmeyer P (1975) Perimembranöse Glomerulonephritis nach
    Penicillamintherapie. Bericht über 31 Fälle. Klin Wochenschr 53:835
54. Gault M, Blumenhasselt J, Muehrcke RC (1971) Analgesic nephropathy.
    A clinicopathologic study using electron microscopy. Am J Med 51:740
55. Gault MH, Muehrcke RC (1973) Some clinical-pathological correlations
    in patients with analgesic nephropathy. In: Haschek H: Problems of
    phenacetin abuse. Egermann, Wien S 11
56. Geiling EMK, Cannon PR (1938) Pathological effects of elixier sul-
    fanilamide (diethyleneglycol) poisoning; clinical and experimental
    correlation: final report. J Am Med Ass 111:919
57. Gelbart DR, Weinstein AB, Fajardo LF (1977) Allopurinol-induced
    interstitial nephritis. Ann Intern Med 86:196
58. Gibson T, Burry HC, Ogg C (1976) Goodpasture syndrome and D-
    penicillamine. Ann Int Med 84:100
59. Gilman A (1964) Analgesic nephrotoxicity; a pharmocological analy-
    sis. Am J Med 36:167
60. Girndt J, Kramer P, Scheler F (1974) Schwere Hypertonie mit Herz-
    insuffizienz und Nephrosklerose nach Einnahme oraler Antikonzeptiva.
    Dtsch Med Wochenschr 99:406
61. Gloor, F (1974) Unsere heutigen Vorstellungen über die Morphologie
    und Pathogenese der Analgetica-Nephropathie. Schweiz Med Wochenschr
    104:785
62. Glushein AS, Fisher ER (1956) Renal lesions of sulfonamide type after
    treatment with acetazolamide (Diamox). J Am Med Ass 160:204
63. Graham, JR, Suby HI, Le Compte PR, Sadowski NL (1966) Fibrotic
    disorders associated with methysergide therapy for headache. N Engl
    J Med 274:359
64. Grainger RG (1972) Renal toxicity of radiological contrast media.
    Br Med Bull 28:191
65. Grausz H, Earley LE, Stephens BG, Lee JC, Hopper J (1970) Diagnostic
    import of virus-like particles in the glomerular endothelium of
    patients with systemic lupus erythematosus. N Engl J Med 283:506
66. Gsell O (1974) Nephropathie durch Analgetica. Papillennekrosen durch
    Mißbrauch phenacetinhaltiger Analgetica. Ergeb Inn Med Kinderheilkd
    35 (Suppl.):68
67. Hagnevik K, Gordon E, Lins L, Wilhelmsson S, Forster D (1974)
    Glycerol-induced haemolysis with haemoglobinuria and acute renal
    failure. Report of three cases. Lancet I:75
68. Halpern BA, Kempson RL, Coplon NS (1973) Interstitial fibrosis and
    chronic renal failure following methoxyflurane anaesthesia. J Am Med
    Ass 223:1239
69. Harvald B, Clausen E (1960) Nephrotoxicity of acetylic acid.
    Lancet II:767
70. Heptinstall RH (1972) Pathology of the kidney, 2nd ed. Little
    Brown, Boston
71. Heymann W, Hackel DB, Harwood J, Wilson SGF, Hunter JLP (1959)
    Production of the nephrotic syndrome in rats by Freund's adjuvant
    and rat kidney suspension. Proc Soc Exp Biol Med 100:660
72. Heymann W (1967) Nephrotic syndrome after use of trimethadione
    and paramethadione in petit mal. J Am Med Ass 202:893

73. Hollander WJr, Blythe WB (1971) Nephropathy of potassium depletion.
    In: Strauss MB, Welt LG (ed), Diseases of the kidney vol. II
    2nd ed Little Brown, Boston p 932
74. Hollenberg NK, Adams DF, Oken DE, Abrams HL, Merrill JP (1970)
    Acute renal failure due to nephrotoxins. N Engl J Med 282:1329
75. Hollenberg NK, Sandor T, Conroy M, Adams D, Solomon H, Abrams HL,
    Merrill JP (1973) Xenon transit through the oliguric human kidney:
    Analysis by maximum likelihood. Kidney Int 3:177
76. Hultengren N, Lagergren C, Ljungqvist A (1965) Carcinoma of the
    renal pelvis in renal papillary necrosis. Acta Chir Scand 130:314
77. Jacobs SA, Stoller RG, Chabner B (1976) 7-Hydroxymethotrexate as a
    urinary metabolite in human subjects and rhesus monkeys receiving high
    dose methotrexate. J Clin Invest 57:534
78. Jaenike JR (1969) Micropuncture study of methemoglobin - induced
    acute renal failure in the rat. J Lab Clin Med 73:459
79. Jaffe IA, Treser G, Suzuki Y, Ehrenreich T (1968) Nephropathy
    induced by D-penicillamine. Ann Int Med 69:549
80. Jahrmärker H (1960) Störungen des Wasser- und Elektrolythaushal-
    tes bei diuretischer Therapie. Klin Wochenschr 38:351
81. Jick H (1977) Adverse drug effects in relation to renal function.
    Am J Med 62:514
82. Kaufman SA, McLellan P (1968) Urinary tract complications of
    anticoagulation therapy, "pseudotumor" of the kidney BR J Radiol
    41:180
83. Kazantzis G, Schiller KFR, Asscher AW, Drew RG (1962) Albuminuria
    and the nephrotic syndrome following exposure to mercury and its
    compounds. Q J Med 31:403
84. Kincaid-Smith P, Saker BM, McKenzie IFC, Muriden KD (1968) Lesions
    in the blood supply of the papilla in experimental analgesic
    nephropathy. Med J Austr 1:203
85. Kincaid-Smith P, Saker BM, McKenzie IFC (1968) Lesions in the vasa
    recta in experimental analgesic nephropathy. Lancet I:24
86. Kjellbo H, Stakeberg H, Mellgren J (1965) Possibly thiazide-
    induced renal necrotising vasculitis. Lancet I:1034
87. Kjellstrand CM, Cambell II DC, Hartitzsch B von, Buselmeier TJ
    (1974) Hyperuricemic acute renal failure. Arch Intern Med 133:349
88. Krönig B, Fiegel P, Weihrauch T, Höffler D, Jahnecke J, Arndt-
    Hanser A (1972) A case of severe repeated immunological reactions
    to intermitted rifampicin treatment. Eur J Clin Pharmac 5:53
89. Küng LG (1976) Hypernephroides Karzinom und Karzinome der ab-
    leitenden Harnwege nach Phenacetinabusus. Schw Med Wochenschr 106:47
90. Ladefoged J, Winkler K (1970) Hemodynamics in acute renal failure.
    Scand J Clin Lab Invest 26:83
91. Lang PA, Jones CC (1964) Acute renal failure precipitated by quinine
    sulfate in early pregnancy. J Am Med Ass 188:464
92. Lange HP, Hübner K (1975) Morphologie des hämolytisch-urämischen
    Syndroms. Med Welt 26:2070
93. Leaf A, Schwartz WB, Relman AS (1954) Oral administration of a potent
    carbonic anhydrase inhibitor (Diamox). N Engl J Med 250:579
94. Lee SL, Siegel M (1968) Drug induced systemic lupus erythematosus.
    In: Meyler L, Peck HM (ed) Drug induced diseases, vol 3. Excerpta
    Med Found p 239
95. Lehr D (1957) Clinical toxicity of sulfonamides. Ann NY Acad Sci 69:417
96. Litchfield JA (1959) Low potassium syndrome resulting from the
    use of purgative drugs. Gastroenterology 37:483

97. Maher JF, Schreiner GE (1967) Clinical aspects and pathology of
    toxic nephropathy. Proc 3rd Int Congr Nephrol, vol 2. Karger,
    Basel p 276
98. Mailloux L, Swartz CD, Capizzi R, Kim KE, Onesti G, Ramirez O,
    Brest AN (1967) Acute renal failure after administration of low-
    molecular-weight dextran. N Engl J Med 277:1113
99. Martinez L, Letona J, Barbolla L, Frieyro E, Bouza E, Gilsanz F,
    Fernandez MN (1977) Immune haemolytic anaemia and renal failure
    induced by streptomycin Br J Haematol 35:561
100. Matthews PG, Morgan TU, Johnston CI (1974) The renin-angiotensin
    system in acute renal failure in rats. Clin Sci 47:79
101. Mauk RH, Patak RV, Fadem SZ, Lifschitz MD, Stein JH (1977)
    Studies of the effect of prostaglandin E administration in a
    nephrotoxic and a vasoconstrictor model of acute renal failure
    Kidney Int 12:122
102. Maxwell D, Szwed JJ, Wahle W, Kleit SA (1974) Ampicillin nephropathy.
    J Am Med Ass 230:586
103. Mazze RI, Trudell JR, Cousins MJ (1971) Methoxyfluran metabolism
    and renal dysfunction: clinical correlation in man. Anaesthesio-
    logy 35:247
104. McCurdy DK, Frederic M, Elkinton JR (1968) Renal tubular acidosis
    due to amphotericin.B. N Engl J Med 278:124
105. McMenamiin RA, Davies LM, Craswell PW (1976) Drug-induced inter-
    stitial nephritis, hepatitis and exfoliative dermatitis. Aust
    J Med 6:583
106. Mills RM jr (1971) Severe hypersensitivity reactions associated
    with allopurinol. J Am Med Ass 216:799
107. Mitchell JR, McMurtry RJ, Statham CN, Nelson SD (1977) Molcecular
    basis for several drug-induced nephropathies. Am J Med 62:518
108. Möhring K, Asbach HW, Schubothe H, Weber S (1974) Hämolytische
    Krise mit akutem Nierenversagen unter Rifampicin-Behandlung.
    Dtsch Med Wochenschr 99:1458
109. Moeschlin S (1972) Klinik und Therapie der Vergiftungen, 5. Aufl.
    Thieme, Stuttgart
110. Mondorf AW, Hendus J, Beier J, Scherberich JE, Schoeppe W (1978)
    Tubular toxicity induced by aminoglycosides in human kidneys. In:
    Fillastre JP (ed) Nephrotoxicity. Interaction of drugs with mem-
    branes systems-mitochondria-lysosomes. Masson
111. Morel-Maroger LJ, Verroust PJ (1975) Clinicopathological corre-
    lations in glomerular diseases. In: Jones NF (ed) Recent Advances
    in Renal Disease, vol. I. Livingstone, London
112. Morgan TO, Little JM, Evans WA (1966) Renal failure associated
    with low molecular-weight dextran infusion. Br Med J 2:737
113. Moser RH (1961) Diseases of medical progress: progress report.
    Clin Pharmacol Therap 2:446
114. Muehrcke RC, Rosen S (1964) Hypokalemic nephropathy in rat and
    man. Lab Invest 13:1359
115. Muehrcke RC, Pirani CL (1968) Arsine induced anuria: a correlative
    clinicopathologic study with electron microscopic observations.
    Ann Int Med 68:853
116. Muehrcke RC (1969) Acute renal failure: Diagnosis and management.
    Mosby, St. Louis
117. Murphy KJ (1968) Calcification of the renal papillae as a sign
    of analgesic nephropathy. Clin Radiol 19:394

118. Nanra RS, Kincaid-Smith P (1972) Chronic effect of analgesics on the kidney. In: Edwards KDG (ed) Drugs affecting kidney function and metabolism. Progr Biochem Pharmacol, vol 7. Karger, Basel p 285

119. Nanra RS, Chirawong P, Kincaid-Smith P (1973) Medullary ischaemia in experimental analgesic nephropathy: The pathogenesis of renal papillary necrosis. Aust NZ J Med 3:580

120. Oken DE, Arge ML, Wilson DR (1966) Glycerol-induced hemoglobinuric acute renal failure in the rat. I. Micropuncture study of the development of oliguria. J Clin Invest 45:724

121. Oken DE (1972) Modern concepts of the role of nephrotoxic agents in the pathogenesis of acute renal failure. In: Edwards KDG (ed) Drugs affecting kidney function and metabolism. Progr Biochem Pharmacol vol 7. Karger, Basel 219

122. Parfitt AM (1969) Chlorothiazide-induced hypercalcemia in juvenile osteoporosis and hyperparathyroidism. N Engl J Med 281:55

123. Raaflaub J, Dubach UC (1972) Zur Frage der Pathogenese der chronisch-interstitiellen Nephritis nach protrahiertem Schmerz-mittelabusus. Klin Wochenschr 55:489

124. Rallison ML, O'Brien J, Good RA (1961) Severe reactions to long acting sulfonamides: erythema multiforme exsudativum and lupus erythematosus following administration of sulfamethoxypyridazine and sulfadimethoxine. Pediatrics 28:908

125. Reubi FC, Vorburger C, Tuckman J (1973) Renal distribution volumes of indocyanine green, (^{51}Cr) EDTA and ^{24}Na in man during acute renal failure. J Clin Invest 52:223

126. Ringoir S (1974) Aspects cliniques, épidémiologiques et expéri-mentaux de la nephropathie chronique avec abus d'analgésiques. Thérapie 29:507

127. Rotter W, Lapp H, Zimmermann H (1962) Pathogenese und morpholo-gisches Substrat des "akuten Nierenversagens" und seiner Erholungs-zeit. Dtsch Med Wochenschr 87:669

128. Rotter W (1975) Maligne Hypertonie, Mikroangiopathien, Moderne Aspekte. Breddin K, Gross D, Rotter W, (Hrsg) 8. Angiologisches Symposion. Schattauer Suttgart New York

129. Sadoff L (1970) Nephrotoxicity of streptozotocin (NSC 85998). Cancer Chemother Rep 54:457

130. Schrier RW, Bulger RJ, Arsdell PP van jr (1966) Nephropathy associated with penicilline and analogues. Ann Intern Med 64:116

131. Schrier RW, Berl T (1975) Non-osmolar factors affecting renal water excretion. N Engl J Med 292:141

132. Schnall C, Wiener JS (1958) Nephrosis occuring during tolbutamide administration. J Am Med Ass 167:214

133. Schwartz JH, Schein P (1978) Fanconi syndrome associated with cephalotin and gentamycin therapy. Cancer 41:769

134. Scott JT, O'Brien PK (1968) Probenicid, nephrotic syndrome, and renal failure. Ann Rheum Dis 27:249

135. Shelley JH (1978) Pharmacological mechanisms of analgesic nephro-pathy. Kidney Int 13:15

136. Singer I, Rotenberg D, Puschett JB (1972) Lithium induced nephrogenic diabetes insipidus: In vivo and in vitro studies. J Clin Invest 51:1081

137. Singer I, Rotenberg D (1973) Demeclocycline-induced nephrogenic diabetes insipidus. In vivo and in vitro studies. Ann Intern Med 79:679

138. Singer I, Forrest JN jr (1976) Drug-induced states of nephrogenic diabetes insipidus. Kidney Int 10:82

139. Slick GL, Schnetzler DE, Kaloyanides GJ (1975) Hypertension, renal
     vein thrombosis and renal failure (occuring in a patient on an
     oral contraceptive agent). Clin Nephrol 3:70
140. Sloth K, Thomsen AC (1971) Acute renal insufficiency during
     treatment with azathioprine. Acta Med Scand 189:145
141. Smith MJH, Ford-Hutchison AW, Elliot PN (1975) Prostaglandins and
     the anti-inflammatory activities of aspirin and sodium salicylate.
     J Pharm Pharmacol 27:473
142. Stark SN, White JG, Langer L, Krivit W (1965) Epsilon amino
     caproic acid therapy as a cause of intrarenal obstruction in haema-
     turia of haemophiliacs. Scand J Haematol 2:99
143. Steele TW, Györy AZ, Edwards KDG (1969) Renal function in analgesic
     nephropathy. Br Med J 2:213
144. Stein JH, Gottschall J, Osgood RW, Ferris T (1975) Pathophysiology
     of a nephrotoxic model of acute renal failure. Kidney Int 8:27
145. Stewart JH, Gallery EDM (1976) Analgesic abuse and kidney disease.
     Aust NZ J Med 6:498
146. Taves DR, Fry BW, Freeman RB, Gillies AJ (1970) Toxicity follo-
     wing methoxyflurane anaesthesia. J Am Med Ass 214:91
147. Thoenes W, Thoenes G, Ansorge R (1972) Drogen-induzierte Lupus-
     Nephritis. Licht-, elektronen- und immunfluoreszenzmikroskopische
     Untersuchungen an Nierenbiopsien. Verh Dtsch Ges Pathol 56:346
148. Van den Broek H, Han MT (1966) Gold nephrosis. N Engl J Med 27:210
149. Wegienka LC, Weller JM (1964) Renal tubular acidosis caused by
     degraded tetracycline. Arch Int Med 114:232
150. Weissman PN, Shenkman L, Gregerman RI (1971) Chlorpropamide hypona-
     tremia: Drug-induced inappropiate antidiuretic hormone activity.
     N Engl J Med 284:65
151. Worlledge SM (1973) Immune drug-induced hemolytic anemia. Semin
     Hematol 10:327
152. Yudis M, Meehan JJ (1976) Quinidine-induced lupus nephritis.
     J Am Med Ass 235:2000
153. Zeek PM (1953) Periarteriitis nodosa and other forms of necrotizing
     angiitis. N Engl J Med 248:764
154. Ziegler R, Minne H, Bellwinkel S, Fröhlich D (1973) Hypercalcämie -
     Syndrom und hypercalcämische Krise. Dtsch Med Wochenschr 98:276

Sachverzeichnis